●改訂第5版●

基礎から学ぶ

医師事務作業補助者研修テキスト

松本市立病院　副院長
中村雅彦　著

永井書店

■改訂第5版出版にあたって■

　医師事務作業補助体制加算が平成20年の診療報酬改定で新設されて以来、全国の医療機関で医師事務作業補助者の採用が進められています。各種学会や論文などで、導入実績や効果について評価する報告が多数見受けられます。医師事務作業補助者は、多忙な勤務医の事務作業を補助し、医師が本来の診察に専念できる環境づくりを第一の目的に配置されていますが、近年、期待は高まる一方です。そこには、単に医師の事務作業の穴埋めをするだけにとどまらず、質の高い診療録や医療書類の作成、診療情報の二次利用による臨床統計や学術資料の作成など、チーム医療を担う自立した医療職としての期待があるように感じます。医療費の抑制が叫ばれる中、診療報酬改定のたびに積極的な評価が行われ、施設基準の緩和や加算点数の引き上げが行われてきました。

　今回28年度の改定でも、院内での勤務場所に対する要件が緩和され、さらなる増点となりました。また、従来、医師事務作業補助体制加算の対象病院は、急性期医療を行う病院に限定されていましたが、特定機能病院（一般・結核・精神）、療養病棟、精神病棟にまで拡大されました。医師の最も身近なパートナーとしての活躍が求められていることに他ありません。また、病院経営上も医師の診療への専念による業務の効率化や収益の改善効果が期待されています。

　本書は医師事務作業補助者の研修テキストとして、21年に初版を上梓させて頂きました。お陰様でご好評を頂き、院内研修や自学自習に活用しているとの多くの声を頂いております。Up-to-dateな情報の提供を心掛け、永井書店のご厚意もあり、2年ごとの診療報酬改定に合わせて内容の見直しを重ね、第5版出版となりました。今回も診療報酬改定に準拠し、数ヵ所の加筆も致しました。医師事務作業補助者の教育は、本人の向学心はもちろんのこと、医師をはじめ共に働く多くのスタッフの協力が欠かせません。ご意見など頂けたら幸いです。本書が医師事務作業補助者育成の一助になれば望外の喜びです。

　　　　平成28年8月

中村雅彦

■改訂第4版出版にあたって■

　医師事務作業補助体制加算が平成20年の診療報酬改定で新設されて以来、全国の医療機関で医師事務作業補助者の採用が進められています。各種学会や論文などで、導入実績や効果について評価する報告が多数見受けられます。医師事務作業補助者は、多忙な勤務医の事務作業を補助し、医師が本来の診察に専念できる環境づくりを第一の目的に配置されていますが、近年、期待は高まる一方です。そこには、単に医師の事務作業の穴埋めをするだけにとどまらず、質の高い診療録や医療書類の作成、診療情報の二次利用による臨床統計や学術資料の作成など、チーム医療を担う自立した医療職としての期待があるように感じます。医療費の抑制が叫ばれる中、診療報酬改定のたびに積極的な評価が行われ、施設基準の緩和や加算点数の引き上げが行われてきました。

　今回26年度の改定でも「勤務場所に一定の制限を設けたうえで、適切な業務分担による勤務医の負担軽減をさらに推進する」旨の方針が示され、一定以上の割合を病棟または外来で業務を行っている場合は、従前に増して評価（加算）されることになりました。医師の最も身近なパートナーとしての活躍が求められていることに他ありません。また、病院経営上も医師の診療への専念による業務の効率化や収益の改善効果が期待されています。

　本書は医師事務作業補助者の研修テキストとして、21年に初版を上梓させて頂きました。お陰様でご好評を頂き、院内研修や自学自習に活用しているとの多くの声を頂いております。Up-to-dateな情報の提供を心掛け、永井書店のご厚意もあり、2年ごとの診療報酬改定に合わせて内容の見直しを重ね、第4版出版となりました。今回も診療報酬改定に準拠し、数ヵ所の加筆も致しました。医師事務作業補助者の教育は、本人の向学心はもちろんのこと、医師をはじめ共に働く多くのスタッフの協力が欠かせません。ご意見など頂けたら幸いです。本書が医師事務作業補助者育成の一助になれば望外の喜びです。

　　平成26年4月

中村雅彦

■改訂第3版出版にあたって■

　病院勤務医の業務負担を軽減し、診察に専念できる環境をつくることを目的に、医師事務作業補助制度が導入され4年が経ちました。勤務医の業務負担増の原因として、医師の絶対数の不足のほか、診察以外の書類作成など事務作業の増加が指摘されています。医学の進歩とともに、診断や治療技術は高度化し、診療を進めるために必要な説明同意書類は多岐にわたり、内容も詳細でわかりやすい記載が求められています。また、ほかの医療スタッフへの情報伝達の手段となる指示書なども、チーム医療を円滑に進めるためには、遅滞なく作成する必要があります。診断書、意見書など院外に発行する書類も多種多様です。さらに、医療の質向上を目的に開催される症例検討会や研究会の準備など、院内での拘束時間が長くなりがちです。

　医師事務作業補助者は、これらの事務作業を医師の指示のもとに代行する職種で、①診断書などの文書作成補助、②診療録（カルテ）の代行入力、③医療の質向上に資する事務作業（診療に関するデータ整理、院内がん登録の統計・調査、医師の教育や臨床研修のカンファレンスの準備など）、④行政上の業務（救急医療情報システムへの入力、感染症のサーベイランス事業など）への対応、が主な業務とされています。平成20年の医師事務作業補助体制の導入後、業務負担軽減に関する医師へのアンケート調査でも、高い満足度が示されています。また、最近では、勤務医の時間外勤務の減少や経費の削減など、導入の効果を数量的に評価した報告がみられるようになりました。さらに、診断書、証明書の作成期間の短縮による、患者満足度の向上を評価する報告もあります。

　今年度の診療報酬改定でも、引き続き病院勤務医の業務負担軽減は重要課題の1つとされ、医師事務作業補助者の人数配置（30対1、40対1加算の新設）や、救急医療の実施状況に応じた評価が行われました。医師事務作業補助業務に対する、医療機関からの高い関心や期待の表れと考えられます。

　本書も初版の上梓（平成21年）以来、ご好評を頂き、今回、改訂第3版出版の運び

となりました。今回の改訂では、「医学一般」の項目に血液疾患に関する用語を追加しました。また、「書類作成業務」の研修は、実際に各病院で使われている書類を用いての実習を想定し、2コマ(2時間)としていましたが、多くの方々から、医療文書の書き方の解説書がほしいとのご意見を頂きました。そこで、永井書店のご厚意により、本年3月に「医師・医療クラークのための医療文書の書き方」(定価3,990円税込み)を出版させて頂きました。退院時要約や生命保険診断書、主治医意見書、悪性新生物(がん)患者届出票など、医師から依頼されることの多い36の書類について、1. 記載の意義、2. 作成時の留意点、3. 記載事項および方法、について解説し症例を提示しました。また、カルテの記載方法についても、問題指向型診療記録(Problem Oriented Medical Record；POMR)を中心に詳述しています。本書の姉妹本としてご利用頂けたら幸いです。

　医師事務作業補助者の皆さんが、今後とも研鑽を積まれ、チーム医療に貢献されることを願っております。また、将来、資格制度が整備され、「医療文書作成の専門家」という新しい職種が医療界に誕生することを期待しております。

　　　平成24年5月

中村雅彦

■改訂第２版出版にあたって■

　医師事務作業補助者の養成に少しでもお役に立てればと思い、浅学を省みず、昨年の３月に初版を上梓させて頂きました。ご存知のように厚生労働省の指針では、32時間の医学に関する基礎講習中に、①医師法、医療法、薬事法、健康保険法などの関連法規の概要、②個人情報の保護に関する事項、③医療機関で提供される一般的な医療内容、および配置部門における医療内容や用語、④診療録などの記載・管理、および代筆・代行入力、⑤電子カルテシステム（オーダリングシステムを含む）に関する事項、について履修するよう求められています。また、「講習には診療報酬請求、ワープロ技術、単なる接遇などの講習についての時間は含めてはならない」ともされています。本書で提案している32時間のカリキュラムは、指針に沿った、最も標準的なものと考えています。チーム医療を担う一員として、医療機関に勤務するにあたり、習得しておきたい知識を提示させて頂きました。また、医師、看護師ばかりではなく、コメディカルとの理解を深めるため、薬剤科、検査科、放射線科、リハビリテーション科、栄養科の５部門についても一単元ずつ採用致しました。各部門長など、院内職員が講師を務めることにより、「他の職員からの認知度も高まり、日常業務の中で連携をとりやすくなった」とのご意見も頂きました。今回、ご好評を頂き改訂版を出版できることになりましたのは、望外の喜びであります。

　本書では、基本的な電子カルテやオーダリングシステムへの入力、書類作成など業務の概要を解説していますが、詳細は各医療機関のIT化の進捗度に応じて、引き続き６ヵ月の職場内研修で履修して頂きたいと思います。それぞれの医療機関の実情に合わせて、「電子カルテ入力重点研修」「書類作成重点研修」など、32時間の単元の割り振りを工夫されるのもよいと思います。今回、各単元の内容についても、再度吟味し加筆させて頂きました。図・表を多用し、わかりやすい内容を心がけました。総ページ数200余となりました。

　今年度の診療報酬改定での評価引き上げにみられるように、医師事務作業補助業

務に対しては、医療機関から非常に高い関心や期待が寄せられています。今後、補助者に対する生涯教育の場の提供や、情報交換の場が必要になると感じています。
本書の内容に関しては、まだまだ不十分な箇所も多々あるかと思います。皆様からの、ご意見を頂けましたら幸いです。

　平成22年5月

中村雅彦

■本書の利用にあたって（第1版）■

　平成20年度の診療報酬の改定に伴い、「勤務医師の業務負担軽減を図り、診療に専念できる環境をつくること」を目的に、医師事務作業補助者の採用が、診療報酬の対象として認められた。医師事務作業補助者の配置にあたっては、6ヵ月間の臨床研修（医師事務作業補助者としての業務を行いながらの職場内研修を含む）を実施することが義務づけられており、期間中に32時間以上の医療に関する講義を受けることが必要とされている。

　当院は一般病床数215床、職員数300余名、常勤医師数27名（うち研修医5名）の小規模病院であるが、全国でもいち早く医療の情報化に取り組み、平成3年からオーダリングシステムを導入、平成9年には放射線参照画像のweb配信を開始し、平成16年から本格的な電子カルテシステムを導入している。PC端末の台数は、ほぼ職員数と同数で、医師には各1台のノート型PCが貸与され、院内全域で無線LANを可能にするなどインフラの整備にも努めてきた。平成16年の電子カルテ導入の半年後に行った「満足度調査」では、医師も含めて60％の職員が導入に「満足している」との回答であった。一方、「業務量が増えたと感じる」職員は、看護師・医療技術職で30％前後にとどまったのに対し、医師では90％と高率だった。入力作業を中心に、明らかに医師の業務の負担増が窺えた。インフォームド・コンセントに必要な検査・処置・手術などに関する説明書類は、以前に比べ格段に増えており、各種診断書や指示書の記載に多くの時間が費やされている。対策として当院では、3年前から入力作業を代行する医療事務員を5名採用し、診療科・医師別にリアルタイムでの入力、指示箋を介しての入力、音声入力などを検討してきた。

　今回、厚労省が「医師事務作業補助体制加算」を導入したことは、勤務医不足の対策の一環として評価される。経営面からみると、診療報酬だけでは医師事務作業補助者の人件費はまかなえない。導入による医師の時間外手当ての削減や、患者数の増加により、結果として病院の収入増につながるとの思惑や、病院として業務改善に積極的な姿勢を示すことで、医師のモチベーション向上につなげたいとの期待もある。また、加算額は少ないものの、前回採用された「電子化加算」とともに、入力

業務が煩雑だとされる電子カルテの普及に弾みを付ける効果も期待される。

　本書では、1コマを1時間として、合計32コマの研修カリキュラムを作成した。「1週間程度での短期集中講義」や、「6ヵ月の臨床研修と並行しての週1回の定期的な講義」を計画する際などに活用して頂きたい。また、今まで秘書的な事務員と仕事をしたことのない勤務医師にとっては、医師事務作業補助者の教育や依頼する業務の内容に関して、不安や戸惑いを覚える医師も多いのではないかと感じている。本書がその一助になれば幸いである。今後、医師事務作業補助者が医師のよきパートナーとして、医療を支える自立した専門職となることを期待したい。

　　　平成21年3月

中村雅彦

■目　次■

章	研修項目	目的・内容	頁
1	医療事務職	チーム医療を支える一員としての医療事務職の役割を理解する。	1
2	医師事務作業補助者	医師事務作業補助者の業務・研修について理解する。	7
3	医療保険制度	保険診療（療養担当規則を含む）、自由診療、混合診療、労災保険、自賠責保険について理解する。	15
4	介護保険制度	介護保険制度の仕組みを理解する。	22
5、6	医療関連法規	医師法、医療法、医薬品医療機器等法、その他主要な法規の概要を理解する。	28
7	医療情報化の歴史	わが国の医療情報化の歴史を知り、医療IT先進国の現状について理解する。	45
8、9	診療録（カルテ）	カルテの価値を理解し、開示に値するカルテについて学ぶ。クリティカルパス、DPCについて理解する。	54
10、11	電子カルテ	電子カルテ利用の3条件、さらにペーパーレス・フィルムレスについて学ぶ。	65
12、13	カルテの記載業務	カルテ記載時の留意点、POMRによる記載方法を学ぶ。	72
14、15	オーダ入力業務（オーダリング）	オーダの種類、入力権限について理解し、転記ミスを防ぐ。	80
16、17	書類作成業務	「診断書」「指示書」など院内で使われている書類の種類を知り、記載する事項を理解する。	90
18	医学一般（1）	バイタルサイン・循環器系	98
19	〃　　（2）	脳神経系	104
20	〃　　（3）	消化器・内分泌・血液系	112
21	〃　　（4）	筋・骨格系	118
22	〃　　（5）	皮膚・眼科・耳鼻咽喉科系	124
23	〃　　（6）	泌尿・生殖器系	130
24	薬剤科	「処方」「注射」オーダの代行入力時の注意点を確認する。薬剤師の業務の概要を理解する。	137
25	放射線科	HIS-RIS-PACS関連、DICOM規格について理解する。	143
26	検査科	検査科の主な業務と、検査オーダの流れを理解する。	147
27	リハビリテーション科	リハビリテーションに関する書類の確認と、PT、OT、STの実際について理解する。	159
28	栄養科	栄養管理に関する書類の作成と、NSTの活動を理解する。	166
29	個人情報保護	患者情報の取り扱いに関する留意点（個人情報保護法）と、守秘義務について理解する。	171

章	研修項目	目的・内容	頁
30	情報セキュリティ対策	「人的」「技術的」「物理的」セキュリティ対策の3つを理解する。	180
31	医療安全(1)	リスクマネジメント、コンフリクトマネジメント、医療メディエーターについて理解する。	187
32	〃 (2)	職業感染について理解し、スタンダードプレコーションが実施できる。	196
付録	診療報酬疑義解釈(Q&A)	厚生労働省から発表された医師事務作業補助体制加算に関する疑義解釈を収載。	202

chap. 1 医療事務職

チーム医療を支える一員としての医療事務職の役割を理解する。

I. チーム医療とは

　従来の医療においては、医師が診療の中心にあって医療業務を形成していた。この場合、医師以外の医療従事者は医師の配下に入ってしまい、十分な主体性を発揮できないなどの問題点が指摘されていた。これに代わり、患者を診療の中心に位置し、その周りを医師や看護師、コメディカルなどすべての医療従事者が対等に連携することで、「患者中心の医療」を実現しようとするのがチーム医療である。

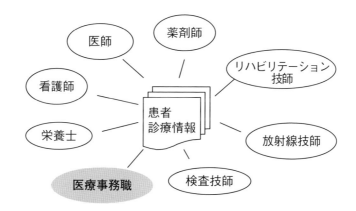

　現在では、医療機関に勤務する職種は国家資格だけでも20数種に及ぶ。

医療職一覧

(国家資格)					
医師	看護師	薬剤師	管理栄養士	介護福祉士	按摩・マッサージ指圧師
歯科医師	保健師	診療放射線技師	栄養士	社会福祉士	鍼師
	助産師	理学療法士	調理師	精神保健福祉士	灸師
		作業療法士	歯科衛生士		柔道整復師
		言語聴覚士	歯科技工士		救急救命士など
		臨床検査技師			
		臨床工学士			
		義肢装具士			
		視能訓練士			

(都道府県認定)		(学会・協会認定)	
准看護師		糖尿病療養指導士	臨床心理士
介護支援専門員		消化器内視鏡技師	診療情報管理士
ホームヘルパーなど		音楽療法士	医療情報技師など

医療ソーシャルワーカー：資格ではなく職種である。社会福祉士の資格をもつ者が多い。

チーム医療においては、それぞれの専門性をもつ多くの職種が連携し、患者を中心に結びついている。「診療録（カルテ）」に一元管理された患者情報を共有することで、より一層、正確で迅速な診療が可能となる。一方で、医療者間における便利な情報の流通は、円滑な診療のためには不可欠であるが、情報の漏洩や改ざんといったプライバシー保護の問題と表裏一体である点に注意しなければならない。電子カルテを運用している病院では、利用者の利便性を追及するばかりでなく、プライバシー保護、セキュリティの確保に十分配慮する必要がある。

> **パターナリズム（paternalism）**
> 　父親的博愛主義と訳される。慈愛に満ち絶対的な権力をもつ父親に家族が従うというもので、過去の医療にもこの傾向がみられた。医師の言うことは絶対的で、これに患者は従うという「診てあげる」「診て頂く」といった上下関係を生む結果となった。また、残念ながらすべての医師が完全な人格者というわけではない。過去において医療過疎地や、治療手段も限られていた時代には通用したかも知れないが、現在のような「患者が医療を選択する」時代にはそぐわない。チーム医療の中で医師がリーダーシップを発揮することは当然であるが、あくまでも「患者中心の医療」であることを心がけるべきである。

Ⅱ. 医療事務職の業務

従来、医療事務職の業務は、診療報酬明細書（レセプト）の点検・請求を中心に、受付、会計、書類の整理やカルテ管理などであった。しかし、最近の電子カルテの普及により、医師の指示に基づいて、診療記録やオーダを代行入力するなど業務は多岐にわたっている。また、指示書や診断書などの書類作成も行われるようになった。これら医療事務職の活躍により、医師や看護師は本来の診療に専念することが可能となり、今や医療事務職もチーム医療を支える重要な一員となっている。呼称については、「医療事務」「医療クラーク」「メディカルクラーク」「医療秘書」などが使われ、また、資格も複数の民間機関が認定しており、医療現場でも混乱がみられる。

医療事務職の業務
・レセプトの点検、請求
・受付
・会計
・書類の受付、整理
・カルテの管理

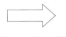電子カルテの普及

\+
・カルテの代行入力
・オーダリング
・書類作成

現在知られている主な医療事務職を一覧にまとめた（6頁参照）。診療報酬の請求業務を主に行う「医療事務系」と、医師の書類作成など事務作業を補助する「医療秘書系」に区分す

ると理解しやすい。医療事務系で4つ、医療秘書系で2つの民間資格がある。いずれも国家資格ではないが、財団法人が認定する公的なものや、厚労省認定の資格など特徴がみられる。因みに、「メディカルクラーク」、「医療事務管理士」は、それぞれ(財)日本医療教育財団、技能認定振興協会の登録商標である。

また、平成20年度から勤務医師の業務負担の軽減を目的に、医師事務作業補助者の採用が診療報酬上認められた。業務は医師の指示に基づくカルテの代行入力や、書類作成業務などに限定されており、レセプト点検や受付、会計などの病院事務には従事してはならないとされている。病院事務系の職員は医事課に所属することが多いが、医師事務作業補助者は業務の特殊性から診療部所属とし、院長または診療部長の直属とした方が業務を遂行しやすい。診療部長は定期的にミーティングを開催し、業務内容の確認や変更を行う。この際、看護部長、医事課長にも参加してもらうと、職員への周知が徹底できる。

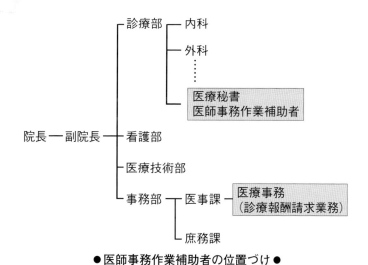

●医師事務作業補助者の位置づけ●

Ⅲ. 診療録(カルテ)の管理業務

米国における診療録管理の歴史は古く、1820年代には、ボストンのマサチューセッツ総合病院に病歴室が置かれている。専門職としての診療情報管理士の養成が、早くから進められ、能力向上を目的に、1928年に現在の米国医療情報管理士学会(American Health Information Management Association；AHIMA)の母体となる、北米診療録司書協会(Association of Record Librarians of North America；ARLNA)が設立された。

日本においては、第二次世界大戦後の1952年に、連合国軍総司令部(GHQ)の指導により、当時の国立東京第一病院(現在の国立国際医療研究センター)に病歴室が設置されたのが始まりである。従来、わが国では、診療録の管理といった場合、病歴室から外来への診

療録の運搬や、入院診療録の製本・保存など、「物の管理」が中心であった。また、診療録の管理は、長年、特別な資格をもたない一般事務職の業務の1つとされてきた。電子カルテの普及による診療情報の共有や、情報開示の機運の高まりを背景に、診療録管理の重要性が認識されるようになったのは、近年になってからである。現在では、専門職として診療情報管理士の育成が進められ、診療録の物の管理とともにコーディング、DPC関連業務、各種統計処理など「情報の管理」が行われている。

また、平成12年から専任の診療録管理士の採用、病歴室の設置などの基準を満たしている医療機関に対し診療報酬が加算されることになり、診療録管理部門の整備が一層進められることになった。

診療録管理体制加算

次の基準を満たす医療機関については、管理料として1入院(初日)につき30点を加算できる。
1. 診療記録(過去5年間の診療録ならびに過去3年間の手術記録、看護記録等)のすべてが保管・管理されていること。
2. 中央病歴管理室が設置されていること。
3. 診療録管理部門または診療記録管理委員会が設置されていること。
4. 診療記録の保管・管理のための規定が明文化されていること。
5. 1名以上の専任の診療記録管理者が配置されていること。
6. 保管・管理された診療記録が疾病別に検索・抽出できること。
7. 入院患者についての疾病統計には、ICD大分類程度以上の疾病分類がされていること。
8. 全診療科において退院時要約が全患者について作成されていること。
9. 患者に対し診療情報の提供が現に行われていること。

---

1 診療情報管理士の業務

1 診療録の回収
患者の退院後に病棟から診療録を回収する。

2 点検(質的・量的)
診療録を回収後、内容の不備について点検する。
- 正しく記載されているか(日付や、左右の間違いなど)。
- 記載漏れがないか(病名、転帰など必要事項の漏れはないか)。
- 署名、捺印の漏れはないか。
- 記録用紙、必要書類の欠落はないか。

3 製本・ファイリング
点検が終了後、製本し所定の書架に収納する。

4 分類・コード化
患者番号、氏名、生年月日、性別、診断名、手術術式などを項目ごとに登録する。病名、術式は統計業務のため、ICD-10、ICD-9CMなどを用いて分類しコード化する。コード化

することにより、さまざまなデータを集積しデータベースを構築することが可能になる。

5 統計

　日常診療に反映される「臨床統計」と、病院の経営状態を知る「医事統計」を作成する。臨床統計は、疾患別患者数、検査実施件数、手術実施件数など、さまざまな臨床データからなる。これらのうち、再入院率や院内死亡率、あるいは術後の合併症発生率などは臨床指標（クリニカルインディケータ）と呼ばれ医療機関の診療レベルを知る指標となる。一方、医事統計には、受診患者数、平均在院日数、ベッド利用率などがある。さらに、診療報酬点数と組み合わせて分析した疾患別・診療科別の診療収入や、1日当たり入院医療費（入院診療単価）などは、病院経営データとして活用される。

6 調査・登録

　がん、脳卒中、あるいはNCD（National Clinical Database）などの症例登録システムへの入力を行う。これらの事業から得られた結果は、有効な診断・治療方法の開発や、新しい疾患の発見、さらには予防のための保健医療計画の立案などに活用される。

7 貸し出し

　診療録の貸し出し、返却の管理を行う。

8 DPC関連（8-9章参照）

　主病名および副傷病名から、診療報酬請求のため、DPCコーディングを行う。また、病名の精度管理を行う。

2　情報マネージャー

　電子カルテの普及に伴い、診療情報管理士の業務にも変化がみられる。チーム医療においては、多くの医療従事者が患者情報を共有することになる。診断・治療にあたっては、過去の症例や他施設からの症例報告などが参照されることも多い。必要な情報を加工・編集し、現場にフィードバックすることでより質の高い診療が可能となる。情報化の中では、診療録の「物の管理」とともに、「情報の管理」「情報の活用」がより一層必要とされ、情報マネージャーともいうべき診療情報管理士の役割はますます重要になっている。

> **わが国における診療情報管理士の養成**
> 　（社）日本病院会は昭和47年から2年間の通信教育により、診療録管理士の養成を行ってきた。平成8年に名称を診療情報管理士に変更し、平成15年からは4病院団体公認となった。平成25年5月時点で、通算25,965名を養成・認定している。

　規定上、診療情報管理士は医師事務作業補助業務を兼務することはできない。一方、医師事務作業補助者は、「医療の質の向上に資する事務作業」として、診療に関するデータ整理および、がん登録などの統計・調査が「行ってよい業務」として認められている（2章参照）。すなわち、既述の診療録管理業務のうち、臨床統計の作成、がん登録、NCD登録などは診療情報管理士の業務と重なることになり、相互の連携が必要な分野である。

医療事務職の資格一覧

区分	資格	試験	主催	備考
医療事務系	メディカルクラーク（登録商標）	医療事務技能審査（1、2級）	（財）日本医療教育財団	昭和49年から実施。ニチイ学館、その他財団の指定した専門学校の講座修了者が対象で医療事務関係では最大規模である。
	医療事務管理士（登録商標）	医療事務管理士試験	技能認定振興協会	日本医療事務センターへ協会が業務委託している。同（ニッソウ教育）講座は、昭和40年に日本初の医療事務教育機関として発足した。
	医療事務	診療報酬請求事務能力認定試験	（財）日本医療保険事務協会	平成7年から実施。財団が作成した教育ガイドラインの修了者が対象で、診療報酬請求業務を主とする。
	医療事務	保険請求事務技能検定試験	日本医療事務協会	昭和49年から実施。協会の指定する講座を修了した者が対象で、公的機関での職業訓練の取得目標や資格試験にも採用されている。
医療秘書系	医療秘書	医療秘書技能検定（1〜3級）	医療秘書教育全国協議会	昭和63年から実施。医療秘書の養成を目的とした専門学校、短大の卒業者が対象。診療報酬請求業務のほか、書類作成、医療情報収集、スケジュール管理、受付対応などを行う。
	日医認定 医療秘書	日本医師会認定医療秘書試験	日本医師会	医師会指定の医療秘書養成校の講座修了者が対象。医療事務の能力を有し、医師を補佐し、秘書的な役割を果たす職種として、昭和57年に故武見太郎元日医会長の発案で生まれた。
	医師事務作業補助者			従来、医師が行っていた書類作成などの事務作業を分担し、診療に専念する環境を整えることを目的に、平成20年の診療報酬改定で新設された。

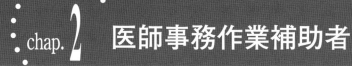

I. 医師事務作業補助者とは

　「必ずしも医師が行う必要のない書類作成などの業務を分担し、勤務医師の負担軽減を図り、診察に専念できる環境を整備する」ことを目的に、平成20年に医師事務作業補助体制加算が導入された。その後、全国の医療機関で医師事務作業補助者の採用が進み、最近では導入実績や効果について評価する多くの報告がされている。また、2年ごとの診療報酬改定の度に積極的な見直しがされ、施設基準の要件の緩和や加算点数の引き上げが行われてきた。さらに、加算の対象となる医療機関は、急性期医療を行う病院に限定されていたが、平成28年の改定で特定機能病院、療養病棟、精神病棟にまで拡大された。
　医師事務作業補助体制加算に関する施設基準として、次の要件が掲げられている。

(1) 病院勤務医の負担の軽減及び処遇の改善に資する体制として、次の体制を整備していること。

　ア）当該保険医療機関内に、病院勤務医の負担の軽減及び処遇の改善に関し、当該病院に勤務する医師の勤務状況を把握し、その改善の必要性等について提言するための責任者を配置すること。

　イ）当該保険医療機関内に、多職種からなる役割分担推進のための委員会又は会議を設置し、後述の「病院勤務医の負担の軽減及び処遇の改善に資する計画」を作成する際、計画の達成状況の評価を行う際、その他適宜必要に応じて開催していること。

　ウ）特別の関係にある保険医療機関での勤務時間も含めて、勤務医の勤務時間及び当直を含めた夜間の勤務状況を把握していること（客観的な手法を用いることが望ましい）。その上で、業務の量や内容を勘案し、特定の個人に業務負担が集中しないよう配慮した勤務体系を策定し、職員に周知徹底していること。特に、当直翌日の勤務については、医療安全上の観点から、休日とする、業務内容の調整を行う等の配慮を行うこと。また、予定手術の術者については、その手術の前日に当直や夜勤を行わないなどの配慮を行うこと。

　エ）イ）に規定する委員会等において、現状の勤務状況等を把握し、問題点を抽出した上で、具体的な取り組み内容と目標達成年次等を含めた病院勤務医の負担の軽減及び処遇の改善に資する計画を策定し、職員に対して周知徹底していること。

> 例：静脈採血の検査部における実施（○年○月より実施）
> 　　看護師による病棟患者の点滴ライン確保
> 　　医師事務作業補助者の配置
> 　　短時間正規雇用医師の活用
> 　　地域の他の保険医療機関との連携体制
> 　　交代勤務制の導入
> 　　外来縮小の取り組み
> 　　予定手術前日の当直や夜勤に対する配慮

　　オ）病院勤務医の負担の軽減および処遇の改善に資する計画は、第三者による評価を受けていることが望ましい。

(2) 院内計画に基づき、診療科間の業務の繁閑の実情を踏まえ、医師の事務作業を補助する専従者(以下「医師事務作業補助者」という)を届出病床数(一般病床に限る)に対して次の割合で配置すること。

15対1補助体制加算の場合	15床ごとに1名以上
20対1補助体制加算	20床ごとに1名以上
25対1補助体制加算	25床ごとに1名以上
30対1補助体制加算	30床ごとに1名以上
40対1補助体制加算	40床ごとに1名以上
50対1補助体制加算	50床ごとに1名以上
75対1補助体制加算	75床ごとに1名以上
100対1補助体制加算	100床ごとに1名以上

当該医師事務作業補助者は、雇用形態は問わない(派遣職員を含むが、指揮命令権が当該保険医療機関にない請負方式などを除く)が、当該保険医療機関の常勤職員(週4日以上常態として勤務し、かつ所定労働時間が週32時間以上である者をいう。但し、正職員として勤務する者について、育児・介護休業法第23条第1項、同条第3項又は同法第24条の規定による措置が講じられ、当該労働者の所定労働時間が短縮された場合にあっては、所定労働時間が週30時間以上であること)と同じ勤務時間数以上の勤務を行う職員であること。なお、当該職員は、医師事務作業補助に専従する職員の常勤換算による場合であっても差し支えない。但し、当該医療機関において医療従事者として勤務している看護職員を、医師事務作業補助者として配置することはできない。

(3) 保険医療機関で策定した勤務医負担軽減策を踏まえ、医師事務作業補助者を適切に配置し、医師事務作業補助者の業務を管理・改善するための責任者(医師事務作業補助者以外の職員であって、常勤の者に限る)を置くこと。当該責任者は適宜勤務医師の意

見を取り入れ、医師事務作業補助者の配置状況や業務内容等について見直しを行い、実際に勤務医の事務作業の軽減に資する体制を確保することに努めること。なお、医師事務作業補助者が実際に勤務する場所については、業務として医師の指示に基づく医師の事務作業補助を行う限り問わないことから、外来における事務補助や、診断書作成のための部屋等における勤務も可能であること。

(4) 当該責任者は、医師事務作業補助者を新たに配置してから6ヵ月間は研修期間として、業務内容について必要な研修を行うこと。なお、6ヵ月間の研修期間内に32時間以上の研修(医師事務作業補助者としての業務を行いながらの職場内研修を含む)を実施するものとし、当該医師事務作業補助者には実際に病院勤務医の負担軽減及び処遇の改善に資する業務を行わせるものであること。なお、平成20年3月以前から、医師の事務作業を補助する専従者として雇用している者に対しても、当該研修が必要であること。研修の内容については、次の項目に係る基礎知識を習得すること。また、職場内研修を行う場合には、その実施作業における業務状況の確認並びに問題点に対する改善の取り組みを行うこと。

> ア) 医師法、医療法、医薬品医療機器等法、健康保険法等の関連法規の概要
> イ) 個人情報の保護に関する事項
> ウ) 当該医療機関で提供される一般的な医療内容及び各配置部門における医療内容や用語等
> エ) 診療録等の記載・管理及び代筆、代行入力
> オ) 電子カルテシステム(オーダリングシステムを含む)

(5) 院内に次の診療体制がとられ、院内規程を整備していること。
　　ア) 医師事務作業補助者の業務範囲について、「医師、看護師等の医療関係職と事務職員等との役割分担」(平成19年12月28日医政発第1228001号)に基づく院内規程を定めており、業務内容を文書で整備していること。
　　イ) 診療記録(診療録並びに手術記録、看護記録等)の記載について、「診療録等の記載について」(昭和63年5月6日総第17号等)に沿った体制であり、当該体制について、院内規程を文書で整備していること。
　　ウ) 個人情報保護について、「医療・介護関係事業者における個人情報の適切な取扱いのためのガイドライン」(平成18年4月21日医政発第0421005号等)に準拠した体制であり、当該体制について、院内規程を文書で整備していること。
　　エ) 電子カルテシステム(オーダリングシステムを含む)について、「医療情報システムの安全管理に関するガイドライン」等に準拠した体制であり、院内規程を文書で整備していること。

> 注:特に、「成りすまし」がないよう、電子カルテシステムの真正性について十分留意していること。医師事務作業補助者が電子カルテシステムに入力する場合は代行入力

> 機能を使用し、同機能を有しないシステムの場合は、業務範囲を限定し、医師事務作業補助者が入力業務に携わらないこと。

(6) 補助体制加算の施設基準は、次のとおりである。

病院機能	15対1	20対1	25対1	30対1	40対1	50対1	75対1	100対1
特定機能病院(一般・結核・精神)[※1]	○	○	○	○	○	○	○	○
第三次救急医療機関	○	○	○	○	○	○	○	○
小児救急医療拠点病院	○	○	○	○	○	○	○	○
総合周産期母子医療センター	○	○	○	○	○	○	○	○
年間の緊急入院患者数[※2]が800名以上の病院	○	○	○	○	○	○	○	○
災害拠点病院	×	○	○	○	○	○	○	○
へき地医療拠点病院	×	○	○	○	○	○	○	○
地域医療支援病院	×	○	○	○	○	○	○	○
年間の緊急入院患者数が200名以上の病院	×	○	○	○	○	○	○	○
全身麻酔による手術件数が年間800件以上の病院	×	○	○	○	○	○	○	○
年間の緊急入院患者数が100名以上の病院	×	×	×	×	×	○	○	○
療養病棟	×	×	×	×	×	○	○	○
精神病棟	×	×	×	×	×	○	○	○
年間の緊急入院患者数が50名以上の病院	×	×	×	×	×	×	○	○

※1 特定機能病院入院基本料(一般・結核・精神)を算定する医療機関については、医師事務作業補助体制加算1に限り加算できる。
※2 緊急入院患者数とは、救急搬送(特別の関係にある保険医療機関に入院する患者または通院する患者、介護老人保健施設に入所する患者、介護療養型医療施設に入院する患者、もしくは居住系施設入居者等である患者を除く)により緊急入院した患者数、および当該医療機関を受診した次に掲げる状態の患者であって、医師が診察等の結果、緊急に入院が必要と認めた重症患者のうち、緊急入院した患者数の合計をいう。なお、「周産期医療対策整備事業の実施について」(平成8年5月10日児発第488号)に規定される周産期医療を担う医療機関において救急搬送となった保険診療の対象となる妊産婦については、母体数と胎児数を別に数える。
①吐血、喀血または重篤な脱水で全身状態不良の状態、②意識障害または昏睡、③呼吸不全または心不全で重篤な状態、④急性薬物中毒、⑤ショック、⑥重篤な代謝異常(肝不全、腎不全、重症糖尿病等)、⑦広範囲熱傷、⑧外傷、破傷風等で重篤な状態、⑨緊急手術を必要とする状態、⑩その他、①~⑨に準じるような状態

医師事務作業補助体制加算1(入院初日に1回)

医師事務作業補助者の配置数	入院加算
15対1	870点
20対1	658点
25対1	530点
30対1	445点
40対1	355点
50対1	275点
75対1	195点
100対1	148点

医師事務作業補助体制加算2(同)

医師事務作業補助者の配置数	入院加算
15対1	810点
20対1	610点
25対1	490点
30対1	410点
40対1	330点
50対1	255点
75対1	180点
100対1	138点

医師事務作業補助者の業務を行う場所について、8割以上が病棟または外来の場合は、加算1が算定できる。病棟および外来とは、それぞれ入院医療、外来医療を行っている区域をいい、スタッフルームや会議室等を含む(ただし医局や、医師が診療や事務作業等を目的として立ち入ることがない診断書作成のための部屋および医事課等の事務室は含まない)。なお、医師の指示に基づく診断書作成補助および診療録の代行入力に限っては、院内での実施の場所を問わず、「病棟または外来」における医師事務作業補助の業務時間に含めることができる。

(7) 届出に関する注意

医師事務作業補助体制加算の施設基準に係る届出は、所定の様式による。また、毎年7月において、前年度における病院勤務医の負担の軽減及び処遇の改善に資する計画の成果を評価するため、様式により届け出ること。

Ⅱ. 医師事務作業補助者の業務

医師が行う文書作成などの事務作業を、一定の条件のもとに事務職員が代行できることを認める法的な根拠は、平成19年に出された「医師及び医療関係職と事務職員等との間等での役割分担の推進について」(医政発第1228001号)に基づく。この中で、具体的な例として、①診断書、診療録および処方せんの作成、②主治医意見書の作成、③診察や検査の予約、が挙げられている。翌年に新設された医師事務作業補助体制加算では、この通知に基づき補助者の業務を次のように規定している。

1) 診断書等の文書作成補助、診療記録への代行入力、医療の質の向上に資する事務作業(診療に関するデータ整理、院内がん登録等の統計・調査、医師の教育や臨床研修のカンファレンスのための準備作業等)並びに行政上の業務(救急医療情報システムへの入力、感染症のサーベイランス事業等)への対応を医師の指示の下に行う。
2) 医師以外の職種の指示下に行う業務、診療報酬の請求事務(DPCのコーディングに係る業務を含む)、窓口・受付業務、医療機関の経営、運営のための基礎データ収集業務、看護業務の補助並びに物品運搬業務等については行わないこと。

診療報酬請求業務、受付業務は行ってはならないとされており、「医師以外の職種の指示によって業務を行うこと」も禁止されている。このように、従来の診療報酬請求業務を主とした医療事務系とは異なり、業務内容は医療秘書系に近い。医師事務作業補助者の呼称については、「メディカルクラーク」「医療クラーク」「医療秘書」などが各医療機関で使われているが、レセプト請求業務を担当する医療事務職と混同されないように、区別する必要がある。また、医師事務作業補助者を適切に配置し、業務を管理し、問題点を改善するた

行ってよい業務(医師の指示下)	行ってはならない業務
Ⅰ. 文書作成補助 (診断書、意見書、指示書などの作成) Ⅱ. 診療録の代行入力 [診療録の作成、オーダ(処方、検査、処置)入力] Ⅲ. 医療の質向上に資する事務作業 (診療に関するデータ整理、院内がん登録などの統計・調査、医師の教育や臨床研修のカンファレンスのための準備作業など) Ⅳ. 行政上の業務 (救急医療情報システムへの入力、感染症のサーベイランス事業など)	・診療報酬の請求事務 ・DPCのコーディング業務 ・窓口、受付業務 ・経営、運営のための基礎データ収集業務 ・看護業務の補助 ・物品運搬業務 その他、医師以外の職種の指示によって行う業務

めの責任者を置くように規定されている。統括責任者は、医師事務作業補助者以外の職員であって、常勤職員に限られる。統括責任者は定期的なミーティングを開催し、勤務医師の意見を取り入れ、配置状況や業務内容の見直しを行い、実際に医師の負担軽減に資する体制づくりに努める。

Ⅲ. 医師事務作業補助者の研修

　医師事務作業補助者の採用にあたっては、各医療機関で、現場での6ヵ月の研修が義務づけられており、また、期間中に32時間以上の医療に関する基礎的な講義を受ける必要がある。

1　基礎講習

　年間に、数社の民間教育機関が3日～1週間の集中的な講義を企画しており、利用するのも1つの方法である。しかし、電子カルテを導入している医療機関では、それぞれシステムも異なり、医師事務作業補助者に期待する業務も異なっている。また、各医療機関の特徴を活かし、「チーム医療を支える一員として育成する」ためにも、医療機関内で職員が分担し研修を行っていくのが望ましい。基礎講習では、次の項目を履修する。

①医療関連法規(医師法、医療法、医薬品医療機器等法など)
②医療保険制度(健康保険法、療養担当規則など)
③個人情報保護法
④医学知識(基本的な人体の構造、病名、用語)
⑤診療録の記載方法
⑥電子カルテの基本的事項
⑦診療録以外の各種書類の確認と記載方法
⑧医療安全(リスクマネジメント、院内感染)

　レセプト請求業務を主とする医療事務系職員と異なり、書類の作成や医師に陪席し診療記録やオーダの代行入力を行うことを考慮すると、医学用語の知識は是非とも必要である。また、診察や書類の作成を行う過程で、患者の個人情報を深く知り得る立場になることから、「個人情報保護法」「守秘義務」など関連法規の遵守も求められる。①～⑧の項目以外にも「接遇マナーの習得」なども挙げられるが、院内の委員会などで職員採用時や、年間に定期的な研修会が企画されているので、積極的に参加するようにする。因みに、32時間の基礎講習には、診療報酬請求、ワープロ技術、単なる接遇などの講習についての時間は含めてはならないとされている(疑義解釈参照)。
　医療関連法規については、病院事業管理者や病院長に講義を依頼し、医療保険制度は事務長または医事課長が担当するなど、院内で分担を決める。受講票をつくり、講義修了時

医師事務作業補助者　研修受講票(例)

回	内　容	開催日	会　場	予備日	講師(担当者)	出席印
1	オリエンテーション ①研修目的・目標 ②研修期間 ③研修方法 ④職員規定	5/28	会議室(本館)		○○病院長 ○○診療部長 ○○事務長 ○○医事課長	(印)
2	医師法、医療法(1)	6/4	カンファランスルーム (3階)		○○事業管理者	(印)
3	〃　　　(2)	6/11	小会議室　　(3階)		○○事業管理者	(印)
4	健康保険制度(1)	6/18	会議室(本館)		○○事務長	(印)
5	〃　　　(2)	6/25	会議室(本館)		○○医事課長	(印)
6	医薬品医療機器等法	7/2	カンファランスルーム (3階)		○○薬剤科長	(印)
7	個人情報保護法	7/9	カンファランスルーム (3階)		○○医療情報部員	(印)
8	セキュリティ対策	7/16	講義室(別館)		○○医療情報部員	(印)

には院長名での認定証を発行するなどの工夫もしたい。医師事務作業補助者が所属する診療部の責任者(診療部長など)が中心になって、講義担当者の人選や依頼をすると進めやすい。また、医事課にも協力してもらい、職員への周知など事務連絡を徹底する。

巻末に本テキストのカリキュラムに沿った受講票を添付した。適宜、御利用頂きたい。

2　職場内研修

6ヵ月の職場内研修時には、「実際に行われている業務状況の確認、ならびに問題点に対する改善の取り組みを行うこと」が求められている。

Ⅳ. 医療事務職員の業務分担

医師事務作業補助者は、勤務医師の業務負担軽減を目的に、医師の事務作業を補助する専門の職員で、業務内容にも制約がある。医療事務、医療秘書・医師事務作業補助者、診療情報管理士、看護助手の業務をまとめた。円滑なチーム医療のためには、事務職員もそれぞれの業務に専念できるように、人員を適切に配置し役割分担を図る必要がある。

1　医療事務
①受付：保険証の確認、受診票の作成、診療録の表紙(1号用紙)の作成など。
②会計：医療費の計算・徴収、未収金の請求など。
③診療報酬明細書(レセプト)の作成、点検、請求
④医事統計の作成：医療機関の経営にかかわるデータ収集および統計の作成など。

2　医療秘書、医師事務作業補助者
①書類作成：各種診断書、意見書、指示書などの作成補助。

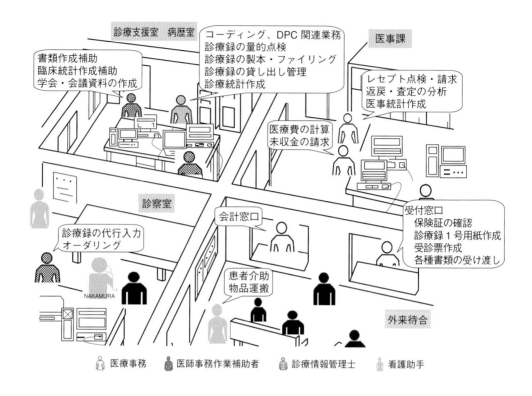

②診療録の代行入力：電子カルテの代行入力、診療録(2号用紙)の仮作成。

③オーダ入力：処方、検査、処置などオーダの代行入力。

④臨床統計の作成：症例件数、検査・手術の実施件数、治療成績など臨床にかかわる統計の作成。

⑤学会、会議の資料作成

3 診療情報管理士

①コーディング：ICD-10、ICD-9CM などを用いた病名、術式のコード化。

②DPC 関連業務

③診療録の量的点検：診療録の落丁の有無、必要な書類の整備状況などの点検。

④診療録の製本、ファイリング

⑤診療録の貸し出し管理

⑥診療統計の作成：医療機関の経営にかかわる医事統計と、日常診療に反映される臨床統計の作成。

4 看護助手

①患者介助：診察時の介助、食事・入浴の介助、清拭、車いすへの移乗などの介助。

②検体の運搬：血液、尿、採取検体などの運搬。

③物品の運搬：診療録、伝票、書類、レントゲンフィルムなどの運搬。

chap.3 医療保険制度

保険診療（療養担当規則を含む）、自由診療、混合診療、労災保険、自賠責保険について理解する。

I. わが国の医療保険制度の概要

現在の国民皆保険の基礎となっているのは、国民健康保険法である。この法律は、「国民健康保険事業の健全な運営を確保し、もって社会保障及び国民保健の向上に寄与することを目的（第一条）」とし、昭和33年に旧国民健康保険法（昭和13年制定）を全面改正して制定された。医療保険に加入する被保険者が、医療が必要な状態になったとき、医療費の一部を保険者が負担する制度である。

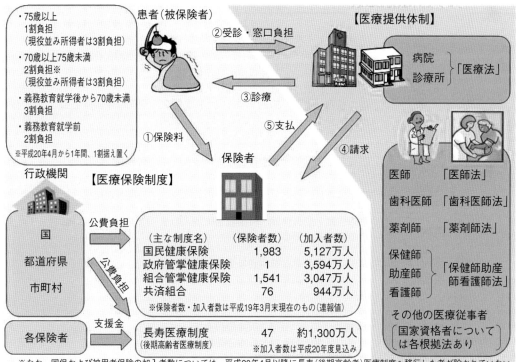

（厚労省HP：「我が国の医療保険制度について」より）

● わが国の医療保険制度 ●

①被保険者（サラリーマン、自営業者など）は保険者に毎月保険料（掛け金）を支払う。
②③病気になり医療機関を受診した際に、被保険者（患者）は診察料に対し、一定割合（1〜3割）の自己負担金を支払う。

④医療機関は患者自己負担分を除いた金額を、診療報酬明細書(レセプト)として保険者に請求する。
⑤保険者は審査の後、医療機関に支払いを行う。

　主な保険者としては、サラリーマンなど勤務者が加入する健康保険と、農家や個人事業主が加入する国民健康保険(国保)がある。健康保険はさらに、中小の企業の従業員が加入する全国健康保険協会管掌健康保険(協会けんぽ)と、大企業や企業グループが構成する組合管掌健康保険(組合健保)がある。協会けんぽは平成20年9月までは、社会保険庁が政府管掌健康保険(政管健保)として運営していたが、現在は、全国健康保険協会が運営している。また、国家公務員や地方公務員、一部の独立行政法人職員が加入する共済組合、船舶の船員が加入する船員保険がある。このように、わが国の医療保険制度には、職域・地域、年齢(高齢・老齢)に応じて次の種類がある。

医療保険の種類と仕組み

	制度		被保険者	保険者	給付事由
医療保険	健康保険	一般	健康保険の適用事業所で働くサラリーマン・OL(民間会社の勤労者)	全国健康保険協会(協会けんぽ)、健康保険組合(組合健保)	業務外の病気・けが、出産、死亡(船保は職務上の場合を含む)
		法第3条第2項の規定による被保険者	健康保険の適用事業所に臨時に使用される人や季節的事業に従事する人(一定期間を超えて使用される人を除く)	全国健康保険協会	
	船員保険(疾病部門)		船員として船舶所有者に使用される人	政府(社会保険庁)	
	共済組合(短期給付)		国家公務員、地方公務員、私学の教職員	各種共済組合	病気・けが、出産、死亡
	国民健康保険		健康保険・船員保険・共済組合に加入している勤労者以外の一般住民	市(区)町村	
退職者医療	国民健康保険		厚生年金保険など被用者年金に一定期間加入し、老齢年金給付を受けている65歳未満の人	市(区)町村	病気・けが
高齢者医療	長寿医療制度(後期高齢者医療制度)		75歳以上の人、および65歳以上で一定の障害の状態にあることにつき後期高齢者医療広域連合の認定を受けた人	後期高齢者医療広域連合	病気・けが

(社会保険庁HP:「社会保険制度の目的」より)

　長寿医療制度は、75歳以上の者と65歳以上の障害者を対象とする医療保険制度であり、平成20年4月から後期高齢者医療制度の名称でスタートした。保険者は都道府県ごとの全市町村で構成される後期高齢者医療広域連合である。財源は被保険者の払う保険料、健康組合などが拠出する後期高齢者交付金、国、都道府県、市町村の補助や負担金により担

われる。75歳以上の保険を後期高齢者として制度上区別することの是非、また保険料の年金からの天引きなど問題点もあり、見直しを指摘する声もある。

II. 保険診療

前述の「我が国の医療保険制度の概要」にあるように、国民(被保険者)が、医療保険を利用して医療を受けることを「保険診療」という。被保険者は、保険者から発行された保険証を医療機関に提示し、保険医の指定を受けた医師の診察を受ける。給付が行われる医療行為の範囲(検査、処置、処方、手術など)は、療養担当規則(後述)に定められており、保険医療機関および保険医は、同規則を遵守しなければならない。医療行為には、それぞれ診療報酬が定められている(1点＝10円)。被保険者は診療報酬の一部を医療機関に支払い、残りの診療報酬は保険者から医療機関へ支払われる。

(例) 縫合を必要とする創は、創の深さと長さによって診療報酬が定められている。また、創の状態(汚染度など)により、点数が加算される。

第10部　手術―皮膚・皮下組織(皮膚、皮下組織)―　K000 創傷処理

1. 筋肉、臓器に達するもの(長径5cm未満) 　　　　　　　　1,250点
2. 〃　　　　　　(長径5cm以上10cm未満) 　1,680点
3. 〃　　　　　　(長径10cm以上) 　　　　　　2,000点
4. 筋肉、臓器に達しないもの(長径5cm未満) 　　　　　　　 470点
5. 〃　　　　　　(長径5cm以上10cm未満) 　 850点
6. 〃　　　　　　(長径10cm以上) 　　　　　　1,320点

注1) 切、刺、割創又は挫創の手術について切除、結紮又は縫合を行う場合に算定する。
注2) 真皮縫合を行った場合は、露出部の創傷に限り所定点数に460点を加算する。
注3) 汚染された挫創に対してデブリドマンを行った場合は、当初の1回に限り100点を加算する。

①創傷処理とは、切・刺・割創又は挫創に対して切除、結紮又は縫合を行う場合の第1回治療のことであり、第2診以後の手術創に対する処置は区分番号「J000」創傷処置により算定する。
②創傷が数か所あり、これを個々に縫合する場合は、近接した創傷については、それらの長さを合計して1つの創傷として取り扱う。
③「注2」の「露出部」とは、頭部、頸部、上肢にあっては肘関節以下及び下肢にあっては膝関

> 節以下をいう。
> ④「注3」のデブリドマンの加算は、汚染された挫創に対して行われるブラッシング又は汚染組織の切除等であって、通常麻酔下で行われる程度のものを行った場合に算定する。

(平成24年度診療報酬点数表より)

【療養担当規則】

保険医療機関および保険医が、診療の際に守るべき規則を定めたもので、昭和32年に制定され、23の条文から成る。その後も適宜改訂され、現在に至っている。

第一条　療養の給付の範囲

> 保険医療機関が担当する療養の給付範囲は、次のとおりとする。
> 一　診察
> 二　薬剤又は治療材料の支給
> 三　処置、手術その他の治療
> 四　居宅における療養上の管理及びその療養に伴う世話その他の看護
> 五　病院又は診療所への入院及びその療養に伴う世話その他の看護

第三条　受給資格の確認

> 保険医療機関は、患者から療養の給付を受けることを求められた場合には、その者の提出する被保険者証によって療養の給付を受ける資格があることを確かめなければならない。

第六条　証明書の交付

> 保険医療機関は、患者から保険給付を受けるために必要な保険医療機関又は保険医の証明書、意見書等の交付を求められたときは、無償で交付しなければならない。

第九条　帳簿等の保存

> 保険医療機関は、療養の給付の担当に関する帳簿及び書類その他の記録をその完結の日から三年間保存しなければならない。ただし、患者の診療録にあっては、その完結の日から五年間とする。

第二十二条　診療録の記載

> 保険医は、患者の診療を行った場合には、遅滞なく、様式第一号又はこれに準ずる様式の診療録に、当該診療に関し必要な事項を記載しなければならない。

Ⅲ. 自由診療

　医療保険で認められていない治療法や、国内未承認の抗がん剤などの使用に医療保険は利用できない。また、美容を目的とした歯科矯正や形成外科手術なども保険外診療に該当する。これらの場合、診療報酬額は医師の裁量で設定することができ、全額が患者の自己負担となる。このような診療を自由診療(保険外診療)という。

Ⅳ. 混合診療

　医療行為の中で、保険診療と自由診療が混在することを混合診療と呼ぶ。従来、医療行為の中に、一部でも保険適応外の治療(自由診療)が含まれていると、すべてを自由診療とみなし、全額自己負担となっていた。しかし、医学の進歩は目覚ましく、未認可であっても学問的には確立された治療法も存在する。そのため、「医療保険適応分は保険診療請求とし、対象外の部分は自費(自由診療)扱いにする」といった混合診療の解禁が、「患者本位の医療」を実現する観点から、規制改革推進会議を中心に提言された。一方、有効性、安全性の確立していない診療行為のまん延の危険性、患者の所得による診療差別化(裕福な者ほど高額な自由診療を受けられる)の防止などの観点から、混合診療の解禁に反対の意見もあり、現在のところ混合診療は認められてはいない。

Ⅴ. 労災保険

　労働者災害補償保険法に定められており、医療保険は適応されない。

第一条　目的

> 労働者災害補償保険は、業務上の事由又は通勤による労働者の負傷、疾病、障害、死亡等に対して迅速かつ公正な保護をするため、必要な保険給付を行い、あわせて、業務上の事由又は通勤により負傷し、又は疾病にかかった労働者の社会復帰の促進、当該労働者及びその遺族の援護、労働者の安全及び衛生の確保等を図り、もって労働者の福祉の増進に寄与することを目的とする。

　労働者の業務上の負傷、疾病、障害または死亡(業務災害)、通勤による負傷、疾病、障害

または死亡(通勤災害)が保険給付の対象となる。労災保険は事業所単位で適用される。原則として、労働者を1人でも使用する事業は強制適用とされる。労災が発生し療養を必要としたときは、所轄する労働基準監督署に届け出る。

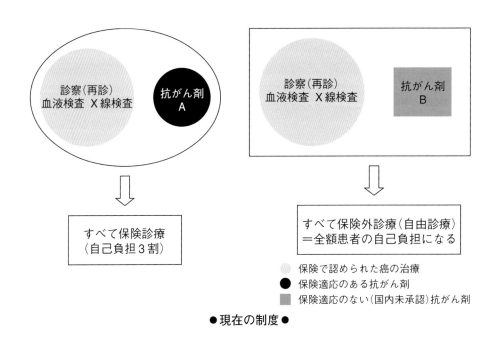

●現在の制度●

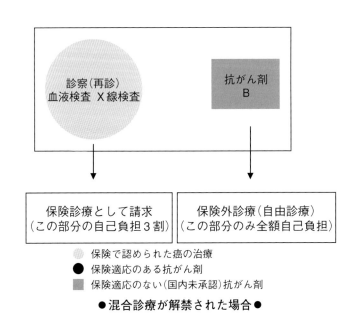

●混合診療が解禁された場合●

VI. 自賠責保険

　自賠責保険は、自動車事故被害者を保護・救済するため、「自動車損害賠償保障法」に基づき、すべての自動車に加入が義務づけられているため、「強制保険」とも呼ばれる。交通事故の場合は、この自賠責保険を使い自由診療が原則である。但し、労災に該当しない交通事故の場合で、健康保険組合や社会保険事務所に第三者行為による傷病届を遅滞なく提出し、許可が得られた場合は、医療保険が使用できる。

VII. 鍼灸治療と健康保険

　鍼・灸・マッサージも神経痛、リウマチ、腰痛、頸椎捻挫などの適応疾患では、医師の施術同意書があれば、施術所での医療保険を用いた治療が可能である。但し、同意書の交付後は、鍼灸の場合、同じ傷病名での保険医療機関(病院や医院)での診察、処置を受けることができなくなる(併給禁止：医科と鍼灸で医療保険の併用が禁止されている)。また、マッサージの場合も、保険医療機関でのリハビリテーションについては、保険給付外(自由診療)となる点に注意する。

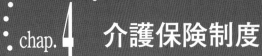
chap.4 介護保険制度

介護保険制度の仕組みを理解する。

Ⅰ. 介護保険法

　わが国も超高齢化社会を迎え、認知症や寝たきり状態の要介護者は増加の一途にある。一方、少子化、核家族化により介護者不足は深刻となり、家族だけでの介護は困難な状況にある。そこで、社会全体で介護を支え合うことを基本理念に、平成9年に介護保険法が成立し、12年から同制度がスタートした。介護保険は、原則40歳以上の者全員が、所得に応じて保険料を市町村に納入し、所定の介護状態になった際に申請をすることにより、保険給付（サービス）を受けられる制度である。

第一条　目的

> 加齢に伴って生ずる心身の変化に起因する疾病等により要介護状態となり、入浴、排せつ、食事等の介護、機能訓練並びに看護及び療養上の管理その他の医療を要する者等について、これらの者が尊厳を保持し、その有する能力に応じ自立した日常生活を営むことができるよう、必要な保健医療サービス及び福祉サービスに係る給付を行うため、国民の共同連帯の理念に基づき介護保険制度を設け、その行う保険給付等に関して必要な事項を定め、国民の保健医療の向上及び福祉の増進を図ることを目的とする。

第二条　保険給付

> 介護保険は、被保険者の要介護状態又は要支援状態に関し、必要な保険給付を行うものとする。保険給付は、要介護状態又は要支援状態の軽減又は悪化の防止に資するよう行われるとともに、医療との連携に十分配慮して行われなければならない。また、被保険者の心身の状況、その置かれている環境等に応じて、被保険者の選択に基づき、適切な保健医療サービス及び福祉サービスが、多様な事業者又は施設から、総合的かつ効率的に提供されるよう配慮して行われなければならない。

第四条　国民の努力および義務

> 国民は、自ら要介護状態となることを予防するため、加齢に伴って生ずる心身の変化を自覚して常に健康の保持増進に努めるとともに、要介護状態となった場合においても、進んでリハビリテーションその他の適切な保健医療サービス及び福祉サービスを利用することにより、その有する能力の維持向上に努めるものとする。また国民は、共同連帯の理念に基づき、介護保険事業に要する費用を公平に負担するものとする。

Ⅱ. 介護保険制度の概要

1 制度の概要

　介護保険は、市区町村を保険者とする地域保険であり、被保険者は、65歳以上の者(第1号被保険者)と40～64歳の者(第2号被保険者)に区分されている。保険給付については、第1号被保険者の場合は、原因の如何を問わず要支援、要介護状況と認定されれば保険給付が行われる。第2号被保険者については、脳卒中、初老期認知症など加齢に伴う疾病などを原因とした要支援、要介護状況と認定された場合に限って保険給付が行われる。

介護保険制度のまとめ

	第1号被保険者	第2号被保険者
年　齢	65歳以上の者。	40歳以上、65歳未満で医療保険に加入している者。
給付要件	(要支援状態) 掃除、洗濯、買い物など身の回りのことができないなど、日常生活に支援が必要な状態と認定された者。 (要介護状態) 寝たきりや認知症などで、入浴、排泄、食事などの日常の生活動作について、常に介護が必要な状態と認定された者。	初老期認知症、脳血管疾患など、老化が原因とされる次の16種類の病気(特定疾患)により、介護や支援が必要な状態と認定された者。 　1．がん末期 　2．筋萎縮性側索硬化症 　3．後縦靱帯骨化症 　4．骨折を伴う骨粗鬆症 　5．多系統萎縮症 　6．初老期における認知症 　7．脊髄小脳変性症 　8．脊柱管狭窄症 　9．早老症 　10．糖尿病性神経障害、糖尿病性腎症および糖尿病性網膜症 　11．脳血管疾患 　12．パーキンソン病関連疾患 　13．閉塞性動脈硬化症 　14．関節リウマチ 　15．慢性閉塞性肺疾患 　16．両側の膝関節または股関節に著しい変形を伴う変形性関節症
保険料の徴収	年金からの天引き、口座振替	加入している医療保険料に合算
利用者負担	原則として利用したサービス費用の1割	

2 保険料等

　介護保険の財源は、保険料と公費の組み合わせになっており、標準的には保険給付に必要な額の50％を被保険者の保険料が負担し、残りの50％の財源は、国、都道府県、市町村

が負担する仕組みになっている。第1号被保険者の保険料は、保険者ごとに決定される(所得段階別の定額保険料)。平成18年度においては、全国平均で月額4,090円であった。第2号被保険者の保険料は、それぞれの属する医療保険の医療保険料とセットで徴収され、医療保険者から社会保険診療報酬支払基金を通して、介護保険の保険者である市区町村に支払われる。

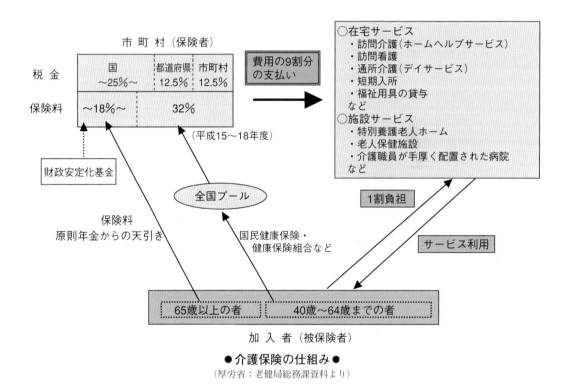

●介護保険の仕組み●
(厚労省：老健局総務課資料より)

❸ 保険給付・利用者負担

a．要介護度の区分

　保険給付を受けるためには、要支援、要介護の認定が必要となる。要介護認定の申請は市区町村の窓口で行う。申請後、市町村の担当者による訪問調査などの結果と主治医の意見書をもとにして、介護認定審査会(医師、看護職員、福祉関係者などにより構成される専門的な第三者機関)が開催され、非該当(自立)、要支援1および2(要介護状態となる恐れがあり、日常生活に支援が必要な者)、要介護1～5(介護サービスが必要な者)の8段階のいずれに該当するかが判定される。

要介護度の区分

区　分	心身の状態
要支援1	日常生活を送るための基本的動作は、ほぼ自分で行うことが可能だが、家事や買い物などの日常生活を送るための能力になんらかの支援が必要な状態。
要支援2	要支援1の状態から、わずかに能力が低下し、なんらかの支援が必要な状態。
要介護1	要支援の状態から、「洗身」や「金銭の管理」など日常生活を送るために必要な能力がさらに低下し、部分的な介護が必要となる状態。
要介護2	要介護1の状態に加え、「移動」などの日常生活を送るための基本的動作についても、部分的な介護が必要となる状態。
要介護3	要介護2の状態と比較して、日常生活の基本的動作と日常生活を送るために必要な能力が著しく低下し、ほぼ全面的な介護が必要となる状態。
要介護4	要介護3の状態に加え、さらに動作能力が低下し、介護なしには日常生活を送ることが困難な状態。
要介護5	要介護4の状態よりさらに動作能力が低下し、介護なしには日常生活を送ることがほぼ不可能な状態。
非該当(自立)	要支援や要介護という状態には至っていない。

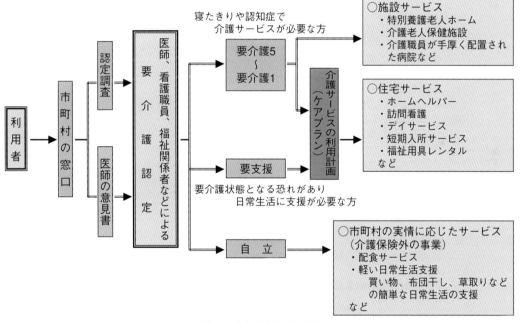

●介護サービスの利用手続き●
（厚労省：老健局総務課資料より）

b．受けられるサービス内容

　認定を受けた者は、各種の介護サービスを利用することができる。但し、要支援の認定者は、施設サービスを利用できない。在宅の要介護高齢者はサービス利用にあたって、居宅介護支援事業者に、「介護サービス計画（ケアプラン）」の作成を依頼することができる。

受けられるサービス内容

1. 訪問によるサービス
   ①訪問介護(ホームヘルプサービス)：ヘルパーが居宅を訪問し、食事・入浴・排泄などの身体介護や、調理・掃除などの生活支援を行う。
   ②訪問看護：訪問看護ステーションや医療機関の看護師などが、居宅を訪問して、主治医と連絡をとりながら、床ずれの手当などを行う。
   ③訪問リハビリテーション：理学療法士(PT)、作業療法士(OT)や言語聴覚士(ST)が居宅を訪問して、日常生活の自立を助けるためのリハビリテーションを行う。
   ④訪問入浴介護：入浴設備や簡易浴槽を積んだ移動入浴車などで居宅を訪問し、入浴の介助を行う。

2. 通所や短期入所して受けるサービス
   ①通所介護(デイサービス)：特別養護老人ホームなどに通い、入浴、食事の提供や日常生活動作訓練、レクリエーションなどを受ける。
   ②通所リハビリテーション(デイケア)：老人保健施設や医療機関で日常生活上の支援や、リハビリテーションなどを受ける。
   ③短期入所介護(ショートステイ)：短期間、特別養護老人ホーム、老人保健施設などに入所しながら、介護や機能訓練を受ける。
   ③短期入所療養介護(ショートステイ)：短期間、介護療養型医療施設に入所しながら、医学的な管理のもとで介護や機能訓練などを受ける。

3. その他の在宅サービス
   ①福祉用具の貸与：居宅での介護に必要な歩行器や手すりなどの福祉用具を貸与する。
   ②住宅改修費の支給：廊下や便所、浴室への手すりの取り付け、段差の解消など住宅改修費用を支給する(1住宅につき20万円)。
   ③福祉用具購入費の支給：入浴や排泄用などの福祉用具の購入費を支給する(1年間で10万円)。

4. 施設介護サービス
   介護が中心か、治療が中心か、またどの程度医療上のケアが必要かなどによって利用する施設を選択する。「要介護1」以上の場合に利用できる。
   ①介護老人福祉施設(特養)：日常生活に常時介護が必要で、自宅では介護が困難な高齢者などが入所する。
   ②介護老人保健施設(老健)：病状が安定し、リハビリテーションに重点をおいたケアが必要な高齢者などが入所する。
   ③介護療養型医療施設(病院・診療所)：急性期の治療が終わり、長期の療養を必要とする高齢者などが利用する。

5. 地域密着型サービス
   ①認知症対応型通所介護：認知症の者が通所し、入浴・日常動作の訓練・レクリエーションなどを受ける。
   ②認知症対応型共同生活介護(グループホーム)：認知症のある高齢者が5～9人で共同生活をし、家庭的な雰囲気の中で、介護スタッフによる入浴・排泄・食事など日常生活の支援を受ける。

c. 利用者負担

　介護保険サービスを利用した場合、原則として、費用の9割が保険から支払われる(利用者の自己負担は1割負担が原則)。また、介護保険では、認定された要介護度に応じて支給限度額が定められており(在宅サービスの場合)、支給限度額を超えて利用することは可能であるが、超えた部分は原則全額自己負担となる。なお、施設サービス利用の場合(入院・入所の場合)は、定率1割負担に加えて居住費・食費が原則自己負担となる。

要介護区分とサービス利用限度額

区　分	サービス利用限度額(1ヵ月)
要支援1	4,970 単位（49,700 円程度）
要支援2	10,400 単位（104,000 円程度）
要介護1	16,580 単位（165,800 円程度）
要介護2	19,480 単位（194,800 円程度）
要介護3	26,750 単位（267,500 円程度）
要介護4	30,600 単位（306,000 円程度）
要介護5	35,830 単位（358,300 円程度）

（地域ごとに定められた1単位あたりの金額「地域レート」を10円として計算した場合）
介護保険では、提供を受けるサービスごとに利用料が定められており、介護支援専門員（ケアマネジャー）が、本人や家族の希望を聞きながら、状態に最も適したサービス計画（ケアプラン）を作成する。

例1）訪問介護（ホームヘルプサービス）　身体介護利用料
　　　30分未満231円、30分以上1時間未満402円、1時間以上1時間半未満584円
例2）訪問リハビリテーション利用料
　　　500円

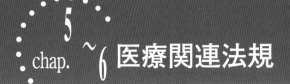

chap. 5〜6 医療関連法規

医師法、医療法、医薬品医療機器等法、その他主要な法規の概要を理解する。

I. 医師法

医師の資格・職務について規定した法律。昭和23年に制定され、附則抄を合わせると44の条文からなる。

第一条　医師の職務

> 医師は、医療及び保健指導を掌ることによって公衆衛生の向上及び増進に寄与し、もって国民の健康な生活を確保するものとする。

第十六条の二　臨床研修の義務化

> 診療に従事しようとする医師は、二年以上、医学を履修する課程を置く大学に附属する病院又は厚生労働大臣の指定する病院において、臨床研修を受けなければならない。

平成16年から医師の臨床研修が必修化されている。

第十七条　医師以外の医業の禁止

> 医師でなければ、医業をなしてはならない。

医師法第17条では医師以外が医業を行うことを禁止している。医師以外が、公衆または特定多数に対して医行為を行うことを禁止するものであるが、同法には医業の範囲が明示されていないため、いくつかの問題点も指摘されていた。そこで、厚労省は平成17年に「医業」の定義について次のような見解を示した。

> 「医業」とは、当該行為を行うに当たり、医師の医学的判断及び技術をもってするのでなければ人体に危害を及ぼし、又は危害を及ぼすおそれのある行為(医行為)を、反復継続する意思をもって行うことである。

(「医師法第17条、歯科医師法第17条及び保健師助産師看護師法第31条の解釈について」医政発第0726005号より)

医行為を生業(なりわい)として行うことが医業にあたるが、以前から指摘されていた問題点の1つとして、在宅療養患者の介護がある。ホームヘルプサービスの従業者が、どの範囲までを業務として行ってよいのか。特に、24時間体制が必要とされる気管吸引を、家

族だけで行うことは大きな負担であり、ホームヘルパーが、業務上行うことが医業に該当するかという点であった。これに関して、長年の議論を経て、ALS（筋萎縮性側索硬化症）患者の気管吸引は「ALS（筋萎縮性側索硬化症）患者の在宅療養の支援について」（平成15年医政発第0717001号）として、ALS以外の在宅療養患者や身体障害者の吸引は「在宅におけるALS以外の療養患者・障害者に対するたんの吸引の取扱いについて」（平成17年医政発第0324006号）として、それぞれ厚労省から判断が示された。

この中で、たんの吸引については、「その危険性を考慮すれば、医師又は看護職員が行うことが原則であるが、患者の在宅療養の現状にかんがみれば、在宅者に対する家族以外の者によるたんの吸引の実施について、条件つきで当面、やむを得ない措置として許容される」と記載されている。また、平成16年に盲学校・聾学校・養護学校の教員による、重い障害をもつ児童への「たん吸引」、「経管栄養」、「導尿」についても一定の条件下で認められた。

医業とは見なされない行為

1. 体温測定（腋窩、外耳道）
2. 自動血圧測定器による血圧測定
3. パルスオキシメータの装着（新生児以外）
4. 軽微な切り傷、擦り傷、やけどなどの処置（専門的な知識を要しないもの）
5. 事前指導、経過観察など条件付きで許容される処置
   - 皮膚への軟膏の塗布（褥瘡の処置を除く）
   - 皮膚への湿布の貼付
   - 点眼薬の点眼
   - 一包化された薬の内服（舌下錠の使用も含む）
   - 肛門からの坐薬挿入
   - 鼻腔粘膜への薬剤噴霧の介助
6. その他
   - 正常な爪に対する爪切りおよび爪ヤスリ
   - 口腔内ケア（重篤な歯周病のない場合）
   - 耳垢除去（耳垢塞栓の除去を除く）
   - パウチ内容物の破棄
   - 自己導尿を補助するため、カテーテルの準備、体位の保持
   - 市販のディスポーザブルグリセリン浣腸器による浣腸

（「医師法第17条、歯科医師法第17条及び保健師助産師看護師法第31条の解釈について」平成17年医政発第0726005号．概要）

第十九条　応召義務　診断書作成義務

> 診療に従事する医師は、診察治療の求があった場合には、正当な事由がなければ、これを拒んではならない。
> 診察若しくは検案をし、又は出産に立ちあった医師は、診断書若しくは検案書又は出生証明書若しくは死産証書の交付の求があった場合には、正当の事由がなければ、これを拒んではならない。

第二十条　無診察診療の禁止

> 医師は、自ら診察しないで治療をし、若しくは診断書若しくは処方せんを交付し、自ら出産に立ち会わないで出生証明書若しくは死産証書を交付し、又は自ら検案をしないで検案書を交付してはならない。但し、診療中の患者が受診後二十四時間以内に死亡した場合に交付する死亡診断書については、この限りでない。

処置・治療を行う際には、直接患者を診察すること（対面診察）が求められている。この際、問題となるのは離島・へき地など、医師のいない地域での「遠隔診療」の適否である。対面診察を伴わない遠隔診療に関して、厚労省は次のような通達を出している。

1　基本的な考え方
　診療は、医師又は歯科医師と患者が直接対面して行われることが基本であり、遠隔診療は、あくまで直接の対面診察を補完するものとして行うべきものである。

2　留意事項
(1) 初診及び急性期の疾患に対しては、原則として直接の対面診療によること。
(2) 直接の対面診療を行うことができる場合や、他の医療機関と連携することにより直接の対面診療を行うことができる場合にはこれによること。
(3) (1)及び(2)にかかわらず、次に掲げる場合において、患者側の要請に基づき、患者側の利点を十分に勘案した上で、直接の対面診療と適切に組み合わせて行われるときは、遠隔診療によっても差し支えないこと。
　ア) 直接の対面診療を行うことが困難である場合（例えば、離島、へき地の患者の場合等往診、又は来診に相当な長時間を要したり、危険を伴う等の困難があり、遠隔診療によらなければ当面、必要な診療を行うことが困難な場合）
　イ) アに準ずる場合であって、直近まで相当期間にわたって診療を継続してきた慢性期疾患の患者等病状が安定している患者に対し、遠隔診療を行うことにより患者の療養環境の向上が認められるものについて、患者の病状急変時等の連絡・対応体制を確保した上で行うとき。
(4) 遠隔診療は、患者側の要請に基づき、患者側の利点をも勘案して行うものであり、直接の対面診療と適切に組み合わせて実施するよう努めること。

厚生労働省医政局長通知（平成15年3月）
『「情報通信機器を用いた診療（いわゆる「遠隔診療」）について」の一部改正について』より

第二十一条　異状死の届け出義務

> 医師は、死体又は妊娠四月以上の死産児を検案して異状があると認めたときは、二十四時間以内に所轄警察署に届け出なければならない。

　異状死体とは、「医師によって病死であると明確に判断された内因死以外の死体のこと」をいう。具体的には、外因死や医療事故による死亡、不詳の死（病死か外因死か判断が下せない死）などが該当し、検視・検案の対象となる。医師が検案によって異状死体であると判断すると、24時間以内に所轄警察署に届け出をしなければならない。その後、必要があると判断されれば、司法解剖・行政解剖に回される。医療事故による死亡の届け出については、過失の有無の判断が医療機関と警察間の問題となっている。

●都立広尾病院事件（平成11年2月11日）

　都立広尾病院で、関節リウマチの治療のため入院していた58歳女性に対し、点滴ラインの確保のためヘパリン生食液を注射すべきところを、誤って消毒液を投与し死亡させた事件。遺族からの「医療ミスがあったのではないか」との抗議により、病院側は被害者が死亡してから11日後に、初めて警察に届け出た。また、死亡診断書と証明書の作成にあたり、医師は「事故死」ではなく、「病死」として虚偽の書類をつくったとされ、関係職員らが業務上過失致死傷、医師法第21条（異状死体等届け出義務）違反、および虚偽有印公文書作成・同行使の罪に問われた。この事件は、遺族からの指摘により事件が明らかになった点、警察への届け出が遅れたことなどから、「組織ぐるみの事故隠ぺい」との社会的な非難を受けた。また、同年の1月には横浜市立大学で、肺手術と心臓手術の患者を取り違えて手術する医療ミスが起きたばかりであった。平成16年に、最高裁で、医師法違反、虚偽有印公文書作成・同行使に問われた元院長の有罪が確定した。

●福島県立大野病院事件（平成16年12月17日）

　福島県立大野病院で帝王切開手術を受け、児を娩出後に、癒着胎盤の剥離に伴う出血により産婦が死亡した事件。手術を執刀した産婦人科医師が、業務上過失致死と医師法第21条違反の容疑で平成18年に逮捕・起訴された。業務上過失致死は、「止血が困難な場合は、早い段階で子宮摘出術に移行すべきところを、医師はそのまま胎盤剥離術を継続し、大量出血に伴うショックにより産婦を死に至らしめた」というものであった。また、医師法違反は、「医師は上司に報告したものの、通常の病死であり異状死には該当しないと判断して、24時間以内に警察署への届け出を行わなかった」ことが問題とされた。平成20年に福島地方裁判所は、被告人の医師を無罪とする判決を言い渡している。

　状況は異なるが、両事件ともに医師法第21条違反を問われた事件である。結果的に裁判を通じて、広尾病院事件では医療行為に過誤（ミス）があったと判断され、業務上過失致

死傷罪とともに医師法違反で、看護師、医師が有罪となっている。大野病院の場合は、標準的な医療行為が行われたとして無罪となっている。診療の過程で医療事故が起きた場合に、治療に伴う合併症なのか、過失があったのかの判断は、患者の治療のために最善を尽くしている医療者には困難な場合も多い。また、24時間以内に判断して警察に届けるのには無理がある。

　日本医師会は異状死の定義が曖昧なまま、医師法第21条が拡大解釈され、捜査機関がいきなり捜査権を行使するような事態が起きれば、必要があってもリスクの高い診療は避けるといった医療の萎縮が起き、国民に対して十分な医療を提供することが不可能になるとの見解を示した。また、医療事故が起きてしまった場合に大事なことは、「単に責任を追及するのではなく、その原因を医療関係者自らが究明していくことである」と指摘した。さらに、診療中の患者が医療上の事故によって死亡した疑いのあるような場合には、第三者機関に届け出ることのできる制度の構築を求めた。近年では、裁判によらない医療紛争の解決の手法として、医療コンフリクトマネジメントの普及や、医療メディエーターの養成なども進められている（第31章、192頁参照）。

第二十四条　診療録の記載義務および保存期間

> 医師は、診療をしたときは、遅滞なく診療に関する事項を診療録に記載しなければならない。
> 前項の診療録であって、病院又は診療所に勤務する医師のした診療に関するものは、その病院又は診療所の管理者において、その他の診療に関するものは、その医師において、五年間これを保存しなければならない。

　医師法では、診療録の保存期間は5年であるが、刑事訴訟法上の業務上過失致死罪の時効は10年である。また、民事訴訟上の「債務不履行」の時効は10年、「不法行為」は20年とされ、診療録の保存期間に関しては各医療機関での検討が必要である。

Ⅱ．医療法

　病院、診療所、助産所の開設、および管理・整備の方法などを定めた法律。医師法と同じ昭和23年に成立し、医療を提供する体制の確保を図り、国民の健康の保持に寄与することを目的としている。

第一条の二　医療機関の果たすべき役割

> 医療は、生命の尊重と個人の尊厳の保持を旨とし、医師、歯科医師、薬剤師、看護師その他の医療の担い手と医療を受ける者との信頼関係に基づき、医療を受ける者の心身の状況に応じて行われなければならない。また単に治療のみならず、疾病の予防の

ための措置及びリハビリテーションを含む良質かつ適切なものでなければならない。医療は、国民自らの健康保持増進のための努力を基礎として、医療を受ける者の意向を十分に尊重し、病院、診療所、介護老人保健施設、調剤を実施する薬局その他の医療を提供する施設、医療を受ける者の居宅等において、医療機能に応じ効率的に、かつ福祉サービスその他の関連するサービスとの有機的な連携を図りつつ提供されなければならない。

第一条の五　病院、診療所の定義

「病院」とは、医師又は歯科医師が、公衆又は特定多数人のため医業又は歯科医業を行う場所であって、二十人以上の患者を入院させるための施設を有するものをいう。病院は、傷病者が、科学的でかつ適正な診療を受けることができる便宜を与えることを主たる目的として、組織され運営されるものでなければならない。
「診療所」とは、医師又は歯科医師が、公衆又は特定多数人のため医業又は歯科医業を行う場所であって、患者を入院させるための施設を有しないもの又は十九人以下の患者を入院させるための施設を有するものをいう。

第一条の六　介護老人保健施設の定義

「介護老人保健施設」とは、介護保険法(平成九年法律第百二十三号)の規定による介護老人保健施設をいう。

第二条　助産所の定義

「助産所」とは、助産師が公衆又は特定多数人のためその業務(病院又は診療所において行うものを除く)を行う場所をいう。
助産所は、妊婦、産婦又は褥婦十人以上の入所施設を有してはならない。

第四条　地域医療支援病院、特定機能病院の定義

第六条の四　適切な診療情報の提供

病院又は診療所の管理者は、患者を入院させたときは、当該患者の診療を担当する医師又は歯科医師により、次に掲げる事項を記載した書面の作成並びに当該患者又はその家族への交付及びその適切な説明が行われるようにしなければならない。
一　患者の氏名、生年月日及び性別

- 二　当該患者の診療を主として担当する医師又は歯科医師の氏名
- 三　入院の原因となった傷病名及び主要な症状
- 四　入院中に行われる検査、手術、投薬その他の治療(入院中の看護及び栄養管理を含む)に関する計画
- 五　その他省令で定める事項

入院診療計画書の作成である。

第六条の五　医療提供機関の広告の制限

第六条の六　標榜診療科名の制限

第六条の十　医療の安全の確保

病院、診療所又は助産所の管理者は、厚生労働省令で定めるところにより、医療の安全を確保するための指針の策定、従業者に対する研修の実施その他の当該病院、診療所又は助産所における医療の安全を確保するための措置を講じなければならない。

第七条　病床の区分

- 一　精神病床(病院の病床のうち、精神疾患を有する者を入院させるためのもの)
- 二　感染症病床(病院の病床のうち、一類感染症、二類感染症、新型インフルエンザ等感染症又は指定感染症の患者、並びに新感染症の所見がある者を入院させるためのもの)
- 三　結核病床(病院の病床のうち、結核の患者を入院させるためのもの)
- 四　療養病床(病院又は診療所の病床のうち、前三号に掲げる病床以外の病床であって、主として長期にわたり療養を必要とする患者を入院させるためのもの)
- 五　一般病床(病院又は診療所の病床のうち、前各号に掲げる病床以外のもの)

第二十一条　病院の人員・施設

病院は、厚生労働省令の定めるところにより、次に掲げる人員及び施設を有し、かつ、記録を備えて置かなければならない。
- 一　当該病院の有する病床の種別に応じ、厚生労働省令で定める員数の医師、歯科医師、看護師その他の従業者
- 二　各科専門の診察室
- 三　手術室

四　処置室
　　五　臨床検査施設
　　六　エックス線装置
　　七　調剤所
　　八　給食施設
　　九　診療に関する諸記録
　　十　診療科名中に産婦人科又は産科を有する病院にあっては、分べん室及び新生児の入浴施設
　　十一　療養病床を有する病院にあっては、機能訓練室
　　十二　その他省令で定める施設

第三十条の三　医療提供体制の確保

第三十条の四　医療計画の策定

第三十条の十二　医療従事者の確保

第三十一条　公的医療機関の義務

第三十九条　医療法人

病院、医師若しくは歯科医師が常時勤務する診療所又は介護老人保健施設を開設しようとする社団又は財団は、この法律の規定により法人とすることができる。

Ⅲ. 医薬品医療機器等法

　旧薬事法はわが国における医薬品・医薬部外品・化粧品・医療機器などについての規制・行政運用について定めた法律で昭和35年に成立した。
　さらに、医薬品、医療機器などの安全かつ迅速な提供の確保を図るため、薬事法の改正が行われ、名称も「医薬品、医療機器等の品質、有効性及び安全性の確保等に関する法律」(医薬品医療機器等法)に変更された。平成26年に施行された同法では、これまで以上に安全対策を強化する一方で、医療機器の開発を促進する目的で、承認許可の迅速化や合理化が進められた。また、再生医療等製品についても新たに定義し、有効性が推定され安全性が認められれば、特別早期に条件および期限を付して製造販売承認を与えるなど、それぞれの特性を踏まえた迅速な審査制度が新設された。

第一条　目的

医薬品、医薬部外品、化粧品、医療機器及び再生医療等製品の品質、有効性及び安全性の確保のために必要な規制を行うとともに、指定薬剤に対する措置を講ずる。また、医療上、特にその必要性が高い医薬品、医療機器及び再生医療等製品の研究開発を促進のために必要な措置を講じ、保健衛生の向上を図ることを目的とする。

第二条　医薬品、医薬部外品、化粧品等の定義

「医薬品」とは、
一　日本薬局方に収められている物
二　人又は動物の疾病の診断、治療又は予防に使用されることが目的とされている物
三　人又は動物の身体の構造又は機能に影響を及ぼすことが目的とされている物

「医薬部外品」とは、次に掲げることが目的とされており、かつ、人体に対する作用が緩和な物
一　吐きけその他の不快感又は口臭若しくは体臭の防止
二　あせも、ただれ等の防止
三　脱毛の防止、育毛又は除毛
四　人又は動物の保健のためにするねずみ、はえ、蚊、のみ等の駆除又は防止

医薬品	医薬部外品
①医療用医薬品　医師が疾病の診断、治療、予防の目的で使用したり、処方箋によって調剤する薬。 ②一般用医薬品　大衆薬ともいわれ、医師の処方箋なしで、薬局、薬店から直接購入できる薬。頭痛薬、風邪薬、胃腸薬など作用の穏やかなものが扱われる。	口中清涼剤 腋臭防止剤、制汗剤 養毛剤、脱毛剤 殺虫剤など。
化粧品	医療機器
基礎化粧品、メーキャップ化粧品 香水 歯磨き、シャンプーなど。	直接または間接的に人体に用いるため、安全性の確認が重要で、わが国では薬事法により、規制・取り扱いなどが定められている。厚労省の所管のもと、承認審査や安全対策業務が行われている。

再生医療等製品

・ES細胞(胚性幹細胞)…受精卵から作製された細胞
・iPS細胞(人工多能性幹細胞)…身体の細胞に特定の遺伝子を導入し作製された細胞
・体性幹細胞…生物がもともともつ細胞。限定された種類の細胞にしか分化しない

　これらの細胞由来の製品が、心筋シート、角膜シートのような「細胞シート」として開発されている。

> 「化粧品」とは、人の身体を清潔にし、美化し、魅力を増し、容貌を変え、又は皮膚若しくは毛髪を健やかに保つために、身体に塗擦、散布その他これらに類似する方法で使用されることが目的とされている物
>
> 「医療機器」とは、人若しくは動物の疾病の診断、治療若しくは予防に使用されること、又は人若しくは動物の身体の構造若しくは機能に影響を及ぼすことが目的とされている機械器具
>
> 「再生医療等製品」とは、
> 一　人又は動物の身体の構造又は機能の再建、修復又は形成、疾病の治療又は予防を目的に、人又は動物の細胞に培養その他の加工を施したもの
> 二　人又は動物の疾病の治療に使用することを目的に、人又は動物の細胞に導入され、これらの体内で発現する遺伝子を含有させたもの

このほか、第二条には「生物由来製品」「薬局」「製造販売」「体外診断用医薬品」「指定薬物」「希少疾病用医薬品」「治験」などが定義されている。

第十二条　医薬品、医薬部外品及び化粧品の製造販売業の許可

> 医薬品、医薬部外品又は化粧品の種類に応じ、厚生労働大臣の許可を受けた者でなければ、それぞれ、業として、医薬品、医薬部外品又は化粧品の製造販売をしてはならない。許可は、三年を下らない政令で定める期間ごとに更新を受けなければ、その効力を失う。

第十二条の二　許可の基準

> 次の各号のいずれかに該当するときは、許可を与えないことができる。
> 一　申請に係る医薬品、医薬部外品又は化粧品の品質管理の方法が、厚生労働省令で定める基準に適合しないとき。
> 二　申請に係る医薬品、医薬部外品又は化粧品の製造販売後安全管理の方法が、厚生労働省令で定める基準に適合しないとき。

製造販売後安全管理とは、品質、有効性、安全性の確保、その他適正な使用のために、製造販売後においても、必要な情報の収集、検討およびその結果に基づく必要な措置を行うことをいう。

第十八条　製造販売業者の遵守事項

> 厚生労働大臣は、厚生労働省令で、医薬品、医薬部外品又は化粧品の製造管理若しくは品質管理又は製造販売後安全管理の実施方法、総括製造販売責任者の義務の遂行のための配慮事項その他医薬品、医薬部外品又は化粧品の製造販売業者がその業務に関し遵守すべき事項を定めることができる。

同様に、「医療機器」「再生医療等製品」の製造販売業の許可、許可の基準、製造販売業者の遵守事項については、章を改めて、第二十三条に記載されている。

第四十一条　日本薬局方

> 厚生労働大臣は、医薬品の性状及び品質の適正を図るため、薬事・食品衛生審議会の意見を聴いて、日本薬局方を定め、これを公示する。

日本薬局方は、わが国で繁用される医薬品の性状および品質の適正を図るため、厚生労働大臣が、薬事・食品衛生審議会の意見を聴いて定めた医薬品の規格基準書である。構成は通則、生薬総則、製剤総則、一般試験法および医薬品各条からなり、平成18年の第十五改正では1,483品目が収載されている。

第四十二条　医薬品の基準

> 厚生労働大臣は、保健衛生上特別の注意を要する医薬品又は再生医療等製品につき、薬事・食品衛生審議会の意見を聴いて、その製法、性状、品質、貯法等に関し、必要な基準を設けることができる。

第四十三条　検定

> 厚生労働大臣の指定する医薬品又は再生医療等製品は、厚生労働大臣の指定する者の検定を受け、かつ、これに合格したものでなければ、販売し、授与し、又は販売若しくは授与の目的で貯蔵し、若しくは陳列してはならない。

第四十四条　毒薬、劇薬の表示

> 毒性が強いものとして厚生労働大臣が薬事・食品衛生審議会の意見を聴いて指定する医薬品(以下「毒薬」)は、その直接の容器又は直接の被包に、黒地に白枠、白字をもって、その品名及び「毒」の文字が記載されていなければならない。
> 劇性が強いものとして厚生労働大臣が薬事・食品衛生審議会の意見を聴いて指定する医薬品(以下「劇薬」)は、その直接の容器又は直接の被包に、白地に赤枠、赤字をもって、その品名及び「劇」の文字が記載されていなければならない。
> 毒薬又は劇薬は、販売し、授与し、又は販売若しくは授与の目的で貯蔵し、若しくは陳列してはならない。

毒薬：　急性毒性における致死量(その量を投与されると半数が死ぬ量のこと。LD50)が、経口投与で体重1kgあたり30mg以下、皮下注射で体重1kgあたり20mg以下のものをいう(薬事・食品衛生審議会)。

劇薬： 致死量が、経口投与で体重1kgあたり300mg以下、皮下注射で体重1kgあたり200mg以下のものをいう（同）。

第四十六条　毒薬、劇薬の販売

薬局開設者又は医薬品の製造販売業者は、毒薬又は劇薬については、譲受人からその品名、数量、使用の目的、譲渡の年月日並びに譲受人の氏名、住所及び職業が記載され、省令で定めるところにより作成された文書の交付を受けなければ、これを販売し、又は授与してはならない。

第四十九条　処方せん医薬品の販売

薬局開設者又は医薬品の販売業者は、医師、歯科医師又は獣医師から処方せんの交付を受けた者以外の者に対して、正当な理由なく、厚生労働大臣の指定する医薬品を販売し、又は授与してはならない。

第五十条　医薬品の説明記載事項

医薬品は、その直接の容器又は直接の被包に、次に掲げる事項が記載されていなければならない。
一　製造販売業者の氏名又は名称及び住所
二　名称
三　製造番号又は製造記号
四　重量、容量又は個数等の内容量
　⋮
八　習慣性があるものには「注意―習慣性あり」の注意文字
　⋮
十　使用期限

第五十二条　添附文書等の記載事項

医薬品は、これに添付する文書又はその容器若しくは被包に、次の各号に掲げる事項が記載されていなければならない。
一　用法、用量その他使用及び取扱い上の必要な注意
二　日本薬局方において記載するように定められた事項
三　薬事・食品衛生審議会により記載するように定められた事項
四　厚生労働省令で定める事項

添付文書の例：ガスターD錠

【一般名称】 ファモチジン口腔内崩壊錠

【禁忌】 本剤の成分に対し過敏症の既往歴のある患者

【効能・効果】 胃潰瘍、十二指腸潰瘍、上部消化管出血、逆流性食道炎、Zollinger-Ellison症候群

(中略)

【用法・用量】 胃潰瘍、十二指腸潰瘍、上部消化管出血、逆流性食道炎、Zollinger-Ellison症候群。通常、成人にはファモチジンとして1回20 mgを1日2回経口投与する。

(中略)

【使用上の注意】 次の患者には慎重に投与すること
　①薬物過敏症の既往歴のある患者
　②腎障害のある患者［血中濃度が持続する］
　③心疾患のある患者［心血管系の副作用を起こす恐れがある］
　④肝障害のある患者［症状が悪化する恐れがある］
　⑤高齢者

第五十九条　医薬部外品の取り扱い

第六十一条　化粧品の取り扱い

第六十三条　医療機器の取り扱い

第六十五条　再生医療等製品の取り扱い

第六十六条　誇大広告の禁止

> 何人も、医薬品、医薬部外品、化粧品、医療機器又は再生医療等製品の名称、製造方法、効能、効果又は性能に関して、明示的であると暗示的であるとを問わず、虚偽又は誇大な記事を広告し、記述し、又は流布してはならない。

第六十九条　立ち入り検査

> 厚生労働大臣又は都道府県知事は、必要があると認めるときは、当該製造販売業者等に対して、厚生労働省令で定めるところにより必要な報告をさせ、又は当該職員に、工場、事務所その他当該製造販売業者等が医薬品、医薬部外品、化粧品、医療機器若しくは再生医療等製品を業務上取り扱う場所に立ち入り、その構造設備若しくは帳簿書類その他の物件を検査させ、若しくは従業員その他の関係者に質問させることができる。

第八十条の二　治験の取り扱い

　治験とは、市販前で開発中の医薬品や医療機器を患者や健康な人に使用してもらい、データを収集して有効性や安全性を確認する試験をいう。治験は国の基準を満たした医療機関で行われる。治療試験の略で、臨床試験とも呼ばれる。

IV. その他の医療関連法規

1 保健師助産師看護師法

　この法律は、「保健師、助産師及び看護師の資質を向上し、もって医療及び公衆衛生の普及向上を図る(第一条)」ことを目的に、昭和23年に制定された。それぞれの名称の定義、免許、試験、業務、罰則などが定められており、これらの職種の身分法ともいえる。

保健師、助産師及び看護師の定義

> 第二条　「保健師」とは、厚生労働大臣の免許を受けて、保健師の名称を用いて、保健指導に従事することを業とする者をいう。
> 第三条　「助産師」とは、厚生労働大臣の免許を受けて、助産又は妊婦、じよく婦若しくは新生児の保健指導を行うことを業とする女子をいう。
> 第五条　「看護師」とは、厚生労働大臣の免許を受けて、傷病者若しくはじよく婦に対する療養上の世話又は診療の補助を行うことを業とする者をいう。
> 第六条　「准看護師」とは、都道府県知事の免許を受けて、医師、歯科医師又は看護師の指示を受けて、前条に規定することを行うことを業とする者をいう。

現行法では、「助産師」は女性に限定されている。

保健師、助産師及び看護師の業務

> 第二十九条　保健師でない者は、保健師又はこれに類似する名称を用いて、第二条に規定する業をしてはならない。
> 第三十条　助産師でない者は、第三条に規定する業をしてはならない。ただし、医師法の規定に基づいて行う場合は、この限りでない。
> 第三十一条　看護師でない者は、第五条に規定する業をしてはならない。ただし、医師法又は歯科医師法の規定に基づいて行う場合は、この限りでない。保健師及び助産師は、前項の規定にかかわらず、第五条に規定する業を行うことができる。

> 第三十二条　准看護師でない者は、第六条に規定する業をしてはならない。ただし、医師法又は歯科医師法の規定に基づいて行う場合は、この限りでない。

「保健師」「助産師」は、看護師国家資格を取得の後、それぞれの専門養成課程（6ヵ月以上）を修了し、国家試験に合格する必要がある。

罰則

> 第四十三条　次の各号のいずれかに該当する者は、二年以下の懲役若しくは五十万円以下の罰金に処し、又はこれを併科する。
> 　一　第二十九条から第三十二条までの規定に違反した者
> 　二　虚偽又は不正の事実に基づいて免許を受けた者
> 第四十四条の三　業務上知り得た人の秘密を漏らした者は、六月以下の懲役又は十万円以下の罰金に処する。

2　感染症法

正式名称を「感染症の予防及び感染症の患者に対する医療に関する法律」という。従来の「伝染病予防法」、「性病予防法」、「エイズ予防法」の3つを統合し、平成10年に制定された。さらに、平成19年の改定により「結核予防法」が廃止され、同法に統合された。

感染力や罹患した場合の重篤性などにより、感染症を危険性が高い順に一類から五類に分類している。

感染症の分類

分類	疾病名	届出時期
一類(7)	エボラ出血熱、クリミア・コンゴ出血熱、痘そう、南米出血熱、ペスト、マールブルグ病、ラッサ熱	直ちに
二類(5)	結核、重症急性呼吸器症候群、急性灰白髄炎、ジフテリア、鳥インフルエンザ（H5N1）	
三類(5)	腸管出血性大腸菌感染症、コレラ、細菌性赤痢、腸チフス、パラチフス	
四類	E型肝炎、A型肝炎、黄熱、Q熱、狂犬病、炭疽、鳥インフルエンザ（H5N1を除く）、ボツリヌス症、マラリア、野兎病、その他、既に知られている感染性の疾病であって、動物またはその死体、飲食物、衣類、寝具その他の物件を介して人に感染し、前各号に掲げるものと同程度に国民の健康に影響を与える恐れがあるものとして政令で定めるもの。	
五類	インフルエンザ（鳥及び新型インフルエンザ感染症を除く）、ウイルス性肝炎（E型及びA型肝炎を除く）、クリプトスポリジウム症、後天性免疫不全症候群、性器クラミジア感染症、梅毒、麻疹、メチシリン耐性黄色ブドウ球菌感染症、その他、既に知られている感染性の疾病（四類感染症を除く）であって、前各号に掲げるものと同程度に国民の健康に影響を与える恐れがあるものとして厚生労働省令で定めるもの。	7日以内

3　身体障害者福祉法

　この法律は、「身体障害者の自立と社会経済活動への参加を促進するため、身体障害者を援助し、および必要に応じて保護し、もって身体障害者の福祉の増進を図る(第一条)」ことを目的に、昭和24年に制定された。

第二条　自立への努力及び機会の確保

> すべて身体障害者は、自ら進んでその障害を克服し、その有する能力を活用することにより、社会経済活動に参加することができるように努めなければならない。すべて身体障害者は、社会を構成する一員として社会、経済、文化その他あらゆる分野の活動に参加する機会を与えられるものとする。

第四条　身体障害者の定義

> 「身体障害者」とは、別表に掲げる身体上の障害がある十八歳以上の者であって、都道府県知事から身体障害者手帳の交付を受けたものをいう。

手帳の交付対象となる障害

　①視覚障害、②聴覚障害、③平衡機能障害、④音声・言語機能障害、⑤咀しゃく機能障害、⑥肢体不自由、⑦心臓機能障害、⑧腎臓機能障害、⑨呼吸器機能障害、⑩膀胱・直腸機能障害、⑪小腸機能障害、⑫免疫機能障害

第十五条　身体障害者手帳

> 身体に障害のある者は、都道府県知事の定める医師の診断書を添えて、その居住地の都道府県知事に身体障害者手帳の交付を申請することができる。ただし、本人が十五歳に満たないときは、その保護者が代わって申請するものとする。

4　高齢者の医療の確保に関する法律

　この法律は、「国民の高齢期における適切な医療の確保を図るため、医療費の適正化を推進するための計画の作成及び保険者による健康診査等の実施に関する措置を講ずるとともに、高齢者の医療について、国民の共同連帯の理念等に基づき、前期高齢者に係る保険者間の費用負担の調整、後期高齢者に対する適切な医療の給付等を行うために必要な制度を設け、もって国民保健の向上及び高齢者の福祉の増進を図る(第一条)」ことを目的にしている。昭和57年に制定され、「老人保健法」の名称であったが、平成20年の後期高齢者医療制度の発足に合わせ、現在の名称に変更された。

第二条　基本理念

> 国民は、自助と連帯の精神に基づき、自ら加齢に伴って生ずる心身の変化を自覚して常に健康の保持増進に努めるとともに、高齢者の医療に要する費用を公平に負担するものとする。国民は、年齢、心身の状況等に応じ、職域若しくは地域又は家庭において、高齢期における健康の保持を図るための適切な保健サービスを受ける機会を与えられるものとする。

5　地域保健法

　この法律は、「地域保健対策の推進に関する基本指針、保健所の設置その他地域保健対策の推進に関し基本となる事項を定めることにより、母子保健法その他の地域保健対策に関する法律による対策が地域において総合的に推進されることを確保し、もって地域住民の健康の保持及び増進に寄与する(第一条)」ことを目的にしている。昭和22年制定。

保健所の設置・事業

> 第五条　保健所は、都道府県、地方自治法の指定都市、中核市その他の政令で定める市又は特別区が、これを設置する。
> 第六条　保健所は、次に掲げる事項につき、企画、調整、指導及びこれらに必要な事業を行う。
> 一　地域保健に関する思想の普及及び向上に関する事項
> 二　人口動態統計その他地域保健に係る統計に関する事項
> 三　栄養の改善及び食品衛生に関する事項
> 四　住宅、水道、下水道、廃棄物の処理、清掃その他の環境の衛生に関する事項
> ⋮
> 七　公共医療事業の向上及び増進に関する事項
> ⋮
> 十二　エイズ、結核、性病、伝染病その他の疾病の予防に関する事項
> ⋮

　保健所については前述のように地域保健法上、該当する地方公共団体では設置が義務づけられており、組織図上も「保健所」として登録されている。名称については、近年、市町村保健センター、福祉事務所と統合され「保健福祉センター」「保健福祉事務所」などと呼ばれることも多い。

第十八条　市町村保健センター

> 市町村は、市町村保健センターを設置することができる。市町村保健センターは、住民に対し、健康相談、保健指導及び健康診査その他地域保健に関し必要な事業を行うことを目的とする施設とする。

chap.1 医療情報化の歴史

わが国の医療情報化の歴史を知り、医療 IT 先進国の現状について理解する。

I. 電子カルテの登場

　診療録の電子化の歴史は、昭和 63 年に厚生省（当時）により、「OA 機器による診療録の作成」が認められたことに始まる。平成 6 年には、安全性・再現性・共通利用性の基準を示したうえで、「エックス線写真等の光磁気ディスク等への保存」が認められた。そして、平成 11 年 4 月 22 日に、いわゆる 3 局長通知により、「診療録等の電子媒体による保存」（電子カルテ）が認められた（後述）。

昭和 63 年 5 月 6 日
「診療録等の記載方法について」（厚生省健康政策局通知）
―作成した医師等の責任が明白であれば、ワードプロセッサー等いわゆる OA 機器により作成することができる―
　この時点では、記録の電子保存は認められず、ワープロなどで記載した内容を紙に印刷して保存していた。紙には署名・捺印が必要とされた。

平成 6 年 3 月 29 日
「エックス線写真等の光磁気ディスク等への保存について」（厚生省健康政策局長通知）
―安全性・再現性・共通利用性の基準が満たされれば、エックス線写真等の光磁気ディスク等への保存を認める―
　電子保存を認める最初の通知であったが、厚生省が期待するほど広がりをみせなかった。保存媒体を、まず光磁気ディスクありきの方針のもとに進められたこと、さらに厚生省内の連携が不十分であったことが、通知が十分に普及しなかった原因とされた。

平成 11 年 4 月 22 日
「診療録等の電子媒体による保存について」（厚生省 3 局長通知）
―診療録の保存にあたって、真正性・見読性・保存性の 3 条件が満たされれば診療記録の電子媒体による保存を認める―

平成 13 年 8 月 8 日
「保健医療分野の情報化にむけてのグランドデザイン」（保健医療情報システム委員会）

平成14年から概ね5年間を見据えた保健医療の情報化計画を策定し、目標達成のための道筋と推進方策を示すため、グランドデザインが取りまとめられた。この中で、平成16年度までに二次医療圏に少なくとも1施設、さらに、平成18年度までに全国の400床以上の病院の6割以上に、電子カルテを普及させることが提言された。

> 「診療録等の電子媒体による保存について」
> 　平成6年3月の厚生省健康政策局長による、「エックス線写真等の光磁気ディスク等への保存について」は、電子媒体による保存を認める最初の通知であったが、結局あまり広がらなかった反省から、平成11年4月の「診療録等の電子媒体による保存」を認める通知は、健康政策局、医薬安全局、保険局の3局長名による通知となった。当時、3局長名での通知は異例で、厚生省の力の入れようが窺えた。

II. グランドデザイン

平成11年の電子カルテを認める通知、「診療録等の電子媒体による保存について」の2年後の平成13年に、電子カルテの普及を図るため、保健医療情報システム委員会から、「保健医療分野の情報化にむけてのグランドデザイン」が発表された。このグランドデザインの中で注目されたのは、平成18年度末までの5年間に、「400床以上の病院の6割に電子カルテを導入する」との計画であった。

```
(1) 電子カルテシステムの導入
    二次医療圏に少なくとも1施設(平成16年度まで)
    全国の診療所の6割以上
    400床以上の病院の6割以上(平成18年度まで)
(2) レセプト電算処理システムの導入
    全国の病院レセプトの5割以上(平成16年度まで)
    全国の病院レセプトの7割以上(平成18年度まで)
```
(平成13年8月8日保健医療情報システム委員会)

同時に、厚労省は電子カルテシステム導入の推進施策として、平成14年から補助金事業を開始した。しかし、2年間行われたこの制度も、国の財政の悪化から中止となり、平成16年度からは実施されていない。補助金の給付をあてにしていた医療機関が導入を延期するなど、一時期、普及に陰りがみえた。今後、補助金制度の復活を期待する向きもあるが、現時点では、国の財政や過去の経過から考えると、同様の制度での補助金復活の可能性は低いと考えられている。

導入に対する補助金の給付状況

14年度	124億円	(108施設)
15年度	188億円	(141施設)
16年度	中止	
今　後	未定	

電子カルテの稼働件数は、メーカーからの自己申告による集計結果によると、グランドデザイン発表後の平成

15年の普及率は3.7%で、18年4月でも20%（月刊新医療データ）に止まり、60%には遠く及ばない結果となった。一方、レセプトコンピュータは80%近くの普及率といわれ、医療機関にとっては必須のツールとなっている。電子カルテの導入コストは安くなったとはいえ、導入には1床あたり100〜150万円前後、導入後の5年間の総事業費は、年間医業収入の2.5〜5%とされており、依然、医療機関には負担が大きい。また、「費用対効果がわかりづらい」という点も普及を妨げる一因となっている。

導入医療機関に対して、補助金に代わるなんらかのインセンティブを求める声は強く、平成18年4月の診療報酬の改定で、「電子化加算」の名目で初診時に3点の加算が認められた。電子化加算は、診療報酬の請求に電算処理システムを導入し、オンライン請求を行っている医療機関が対象とされた。しかし、その後の4年間で、病院に関しては診療報酬請求業務のIT化が順調に進捗しているとの判断で、平成22年度の診療報酬改定で同加算は廃止となった。

医療機関のIT化の実際（例）

受付・待合室	・順番案内（診察、会計の順番待ち表示）システムの設置 ・病院からの情報を表示する電子掲示板の設置 ・インターネットを活用した予約システムの導入 ・自動精算機の設置
医事会計室	・診療報酬の電算処理システム（レセプトコンピュータ）の導入 ・オンラインによる診療報酬の請求 ・診療内訳の分かる詳細な領収書の発行 ・医材、物品のバーコードによる在庫管理
診察室	・電子カルテシステムの導入 ・オーダリングシステムの導入 ・CD、DVDなどを利用した電子的な診療情報の提供 ・遠隔医療（画像診断、病理診断、健康管理）の活用
薬剤科	・調剤支援システム（薬袋印字、自動分包など）の導入 ・注射支援システム（ラベル発行、アンプル払出しなど）の導入 ・院内LANによる医薬品情報の提供
放射線科	・画像の電子媒体による保存とモニター診断の実施 ・医療機器のDICOM規格化 ・PACS（25章参照）の導入
検査科	・採血管、ラベルの自動発行 ・検査結果の電子的な保存と参照
栄養科	・NST（28章参照）データの管理
病棟	・携帯端末による患者データの入力 ・患者バイタルサインのモニター表示 ・バーコード、電子タグなどによる患者確認

Ⅲ. 新グランドデザイン

　平成13年の「保健医療分野の情報化にむけてのグランドデザイン」が、計画どおりに進捗しなかったことから、厚労省は、平成19年3月に政府のIT新改革戦略を受けて、医療情報の高度化を推進する、「医療・健康・介護・福祉分野の情報化グランドデザイン」(新グランドデザイン)を策定し、以後約5年間の事業計画などを明らかにした。背景には、医療・健康・介護・福祉分野でのサービス利用者の増加が見込まれている一方で、医師や看護師不足は深刻な問題となっており、医療現場の効率化を支援するITの導入が欠かせないものになっている現状がある。

　新グランドデザインのアクションプランでは、「医療機関の情報化」「レセプトオンライン化」「生涯を通じた健康情報の電子的収集と活用」「介護・福祉分野における情報化」が重点項目とされている。

1　医療機関の情報化

①医療用語および用語間の関連性コードの標準化(平成20年度末までに)
②各ベンダーの医療情報システムの相互運用性を検証(平成19年度末までに)
③標準的な診療情報提供書を作成するシステムの開発・無償提供(平成19年度から)
④公開鍵(HPKI)の構築(平成18年度末までに)
⑤ネットワークのセキュリティ指針(平成18年度末までに)
⑥医療知識基盤(オントロジーデータベース)の完成(平成21年度末までに)

2　レセプトオンライン化

①完全オンライン化の実施(平成23年4月から)
②全国規模でのレセプトデータの収集・分析(平成23年度から)
③保険証への二次元コード(QRコード)の装着(平成20年度)

3　生涯を通じた健康情報の電子的収集と活用

①標準的な検診項目、データ形式の決定(平成18年度末までに)
②健診結果の全国的規模での電子的収集(平成19年度から)
③健康情報の入手に関するルールづくり(平成20年度末までに)
④全国的なデータの収集と疫学的な活用(平成21年度)

4　介護・福祉分野における情報化

①介護給付適正化システムの検証・見直し(平成18年度)
②全国規模での介護給付実績の分析(平成18年度)

③福祉・介護サービスの記録の電子化(平成19年度末までに)
④障害福祉サービス費の電子請求(平成19年度)
⑤ITの活用による障害者の自立・就労の支援(継続)
⑥WAM NET、ノーマネットなどによるサービス提供(継続)

厚労省では、毎年、施策の進捗状況を把握して進行管理を行うとしている。

Ⅳ. 医療IT先進国の現状

米国、英国、オーストラリア、カナダが医療IT化の先進4ヵ国とされ、北欧4ヵ国がこれに続き、英語圏以外では韓国の発展が目覚ましい。いずれの国にも共通しているのは、医療のIT化を、①中長期的な国策の1つとして捉えている点、②具体的な目標、戦略が明示されている点、③施策を推進するための組織が確立しており、責任と権限が明確になっている点、が挙げられる。残念ながら日本は現在、医療情報化や医療制度改革においては、欧米や韓国を追う立場にある。

1 オーストラリア

最も早く、1990年代後半から先進的な取り組みを行ってきた。1999年から連邦政府、州政府、準州政府の保健相らにより、診療記録の電子化を検討するためのタスクフォース(National Electronic Health Records Taskforce)が設置され、このタスクフォースが2000年にHealth Connectの構想を打ち出した。Health Connectとは、連邦政府と州政府、準州政府の共同プロジェクトであり、患者と医療サービス提供者の間で、患者の電子的な診療記録を安全に収集、保存、共有するためのネットワークを構築することを目的とした包括戦略である。Health Connectの全体統括は、オーストラリア保健相諮問会議(Australian Health Ministers' Advisory Council；AHMAC)においてなされており、AHMACは連邦政府、州政府、準州政府の保健相から構成されている。また、AHMACの小委員会として、NHIG(National Health Information Group)が設置されている。NHIGは国家レベルでプロジェクトを所轄するとともに、関係機関・専門家・国民からの意見収集を行う役割を担っている。

(NTTデータ経営研究所：アジアマンスリーニュース. 2007年1月号)

2 カナダ

アメリカに先駆けて、2002年からEHR(Electronic Health Record)に対する取り組みを開始した。カナダでは各州が中心となり、医療サービスを提供していることもあり、州単位でEHR構築と患者管理が行われている。EHRの全体計画立案と全国レベルでの標準化・共通化は、カナダ政府が行っている。また、InfowayというEHRを推進する組織を、政府と民間が出資し設立するなど、戦略的な進め方をしている。

(仁井誠明：三洋電機「考察・電子カルテの時代」. Vol. 10)

3 米 国

　ブッシュ大統領は2004年4月に、「10年以内にすべてのアメリカ人のために電子カルテをつくる」と発表した。電子カルテは、医療機関の中の閉鎖されたシステムではなく、EHR(Electronic Health Record)と呼ばれ、個人の医療・保健情報を、地域の医療情報ネットワークを通じて、広く医療機関同士が共有することを目指している。つまり10年後には医療情報をすべて電子的に管理し、患者や医療関係者が、いつでも国中のどこからでもアクセスできるようにするというものである。IT施策の一環として考えられているが、背景には、米国医学研究所が1999年に発表したレポート「To Err is Human」の存在がある。それによれば、当時の米国では、医療ミスにより毎年4万4,000人～9万8,000人が死亡していたと推測されている。ITを活用することで、このような医療ミスの防止と、患者に対する最適なケアの提供、そのためのEBM(Evidence-Based Medicine)実践の促進や、その結果として医療コストの削減などを目指している。

　アメリカの地域医療連携の考え方は、全国民のデータ管理は、大規模な集中データベースにすることはせず、地域ごとに構築される地域別医療情報基盤(Local Health Information Infrastructure；LHII)に集結し、それらを相互に接続して、全国規模のネットワークにすることを想定している。

(仁井誠明：三洋電機「考察・電子カルテの時代」．Vol.9)

4 英 国

　イギリスでは医療IT国家計画(2002年10月発表)の中で、「必要なときに必要な場所で、よりよい情報に基づき、患者のケアや、よりよい保健を提供する」ことを目標として掲げ、国が中心となりプロジェクトを推進している。

　この中では、
①統合型診療記録サービス
②電子予約サービス
③電子処方せんサービス
が重点事項として取りあげられている。EHRの標準化作業においても、イギリスは国際的にも重要な位置を占めている。

(仁井誠明：三洋電機「考察・電子カルテの時代」．Vol.10)

5 韓 国

　医療の情報化は、日本よりも大きく進んでおり、レセプトコンピュータの普及率は、2004年にはほぼ9割に達し、電子カルテは半数近くの医療機関に普及している。このような医療情報化が進展した背景には、政府による医療改革やIT国家政策といった、計画的な施策の実施があったことが知られている。早くから疾病分類コードの統一や、DRG/PPS(Diagnosis Related Group/Prospective Payment System、疾患関連群別予見定額払い方式)の導入などが行われてきた。

中心になったのは、1995年にスタートした韓国情報基盤イニシアティブ(Korea Information Infrastructure Initiative；KII)で、翌年、情報化促進基本計画が策定された。さらに、1997年に情報化促進アクションプランが策定され、「情報技術の利用による医療サービスの向上」が、重点施策の1つに位置づけられた。特に、保険制度の複雑さに起因する医師の負担の軽減、年間数十万トンにのぼるといわれる保険請求書のペーパレス化、不正診療請求の早期発見や保険費用の削減などを目的として、レセプトの電子化やレセプトのオンライン請求、健康保険証のICカード化、病院情報化アプリケーションサービスなど、医療情報化が幅広く急速に進められた。

(NTTデータ国際事業推進本部：アジアマンスリーニュース. 2004年11月号)

6 日 本

「保健医療分野の情報化にむけてのグランドデザイン」(2001年8月8日)
「医療・健康・介護・福祉分野の情報化グランドデザイン」(2007年3月27日)

(財)医療情報システム開発センター(The Medical Information System Development Center；MEDIS-DC)

医療情報システムに関する、基本的かつ総合的な調査、研究、開発および実験を行うとともに、これらの成果の普及および要員の教育研修を行うことにより、国民福祉の向上と情報化社会の形成に寄与することを目的として、昭和49年7月に設立された。厚生労働省および経済産業省の共管の財団法人である。

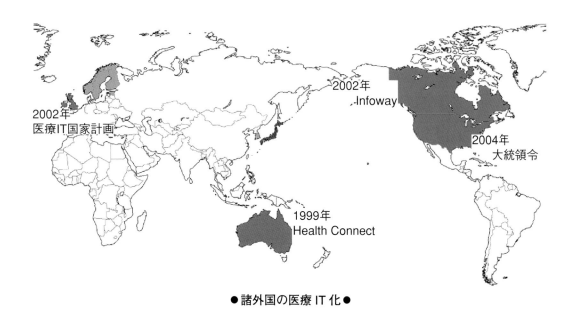

● 諸外国の医療IT化 ●

V. IT化による医療の将来像

より一層のIT化により、今後、医療において次のようなよい結果がもたらされることが期待される。

1 個人の生涯にわたる健診情報・診療情報の管理
①患者：適切な医療の享受
②医療者：効果的な保健指導
　個人情報に配慮するデバイスの1つとして、ICカードの活用も検討事項である。

2 医療事務のより一層の情報化
①カルテ保存や運搬などの効率化
②安全で効率的な物流管理
③情報伝達時の誤記・誤読防止による医療安全の推進
④情報の統計的・疫学的な活用

3 医療機関の完全なネットワーク化
①画像や検査情報の安全・円滑な相互交換
②セカンドオピニオンの促進
③遠隔医療の普及

4 医療機関と介護事業者の電子的な情報連携
①アレルギー・既往歴・服薬状況などの情報の共有
②利用者の安全確保

5 EBMの推進
①健診・診療情報、レセプトデータの収集・分析
②医学の進歩、医療サービスの向上
　EBM(Evidence-Based Medicine)は、「科学的な根拠に基づく医療」と訳される。検査成績、治療効果、予後などに関する臨床的あるいは疫学的な研究成果や、実証的な根拠に基づいて効果的で質の高い医療を提供することを指す。

6 レセプト請求の完全オンライン化
　レセプト管理事務の効率化により、医療保険事務にかかるコストの抑制

(「医療・健康・介護・福祉分野の情報化グランドデザイン」．2007年3月27日による)

VI. 病院情報システム(HIS)の稼働状況

　平成18年4月時点で、電子カルテシステムの導入病院は、全国で704件であった。全国の病院数9,014に対する導入率は、7.8%になる。また、400床以上の病院での導入率は20%である。導入病院数は着実に増加しているものの、グランドデザインで目標とされた

「18年度末までに400床以上の病院の60%以上に電子カルテを導入する」という数値目標は達成できなかった。

その後も導入病院は、微増傾向にある。平成21年の統計では、1,163施設に導入されており、全国の病院に対する導入率は13%であった(月刊新医療データ)。

主な病院向け電子カルテベンダー

ベンダー名	略称	代表的な機種
富士通(株)	富士通	HOPE/EGMAIN シリーズ
日本電気(株)	NEC	MegaOak シリーズ
(株)ソフトウェア・サービス	SSI	e-カルテ
(株)シーエスアイ	CSI	MI・RA・Is シリーズ
(株)アピウス	アピウス	APIUS ECRU
(株)日立製作所	日立	I III IOPS シリーズ
(株)ワイズマン	ワイズマン	電子カルテシステム ER
日本アイ・ビー・エム(株)	IBM	CIS-MR(Medical Record)
シーメンス亀田医療情報システム(株)	亀田	統合医療情報システム Kai
東芝住電医療情報システムズ(株)	東芝住電	HAPPY シリーズ

(順不同)

ベンダー別稼働状況をみると、富士通、ソフトウェア・サービス(SSI)、日本電気(NEC)、シーエスアイ(CSI)の4社で全体の7割を占めている。

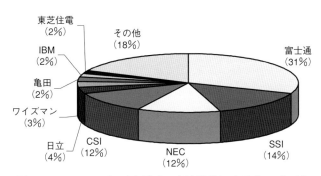

電子カルテベンダー(病院向け)稼働状況(平成21年度)

注) 1. 月刊新医療「医療機器システム白書2009-2010」より集計しグラフ化した。
   2. 電子カルテ導入病院の総数は、1,163件であった。
   3. 数には、構築中および稼動予定を含む。

(ソフトウエア・サービス資料より)

chap. 8~9 診療録（カルテ）

カルテの価値を理解し、開示に値するカルテについて学ぶ。

I. 「カルテ」と「診療録」

　従来、医師の診療の記録は、ドイツ語の「カルテ(Karte)」と呼ばれてきた。英語でいうところのカード(Card)であり、本来は紙を意味する。一方、「診療録」は、英語のメディカルレコード(Medical Record)にあたり、医師のみならず看護師やその他、多くの医療従事者の医療についての記録をまとめたものである。医療機関には、医師・看護師だけではなく、薬剤師・放射線技師・臨床検査技師・リハビリテーション技師・栄養士・メディカルソーシャルワーカーなど、コメディカルスタッフと呼ばれる数多くの職員が勤めており、これらの職種により、診療の際に発生する患者の情報のすべてをまとめたものが診療録である。

```
従来のカルテ
・医師の個人的な記録
・備忘録
・秘密の文書
・第三者には読めない
  （ドイツ語、英語、日本語
   が混在）
```

```
現在のカルテ
・医師のみならず看護師や
  コメディカルスタッフの
  医療についての記載
・患者のもの
・きれいな文字で、読みやすい
  日本語で記載
```

カルテという言葉は、和製ドイツ語であり、本来は「診療録」やメディカルレコード(Medical Record)または、ヘルスレコード(Health Record)を用いたい。しかし、「電子カルテ」の普及により、カルテという言葉が、日本語として市民権を既に得ているため、本書でも診療録＝カルテとして用いる。

　法律上でも「診療録」が用いられ、医師法・医療法・療養担当規則などにより、記載内容・保存期間などが定められている。医師法第24条には、「医師は診療をしたときには遅滞なく診療に関する事項を診療録に記載しなければならない」とあり、診療の記録を診療録と明記している。平成11年4月に厚生省3局長により、「診療録等の電子媒体による保存」の通知が出されたが、この中でも「カルテ」という言葉は使われていない。
　「カルテ」という名称の法的な位置づけはなく、いわば本来、紙という媒体の上に、医師

により記載された診療録の一部を表す俗称がカルテということになる。記載方法に関しても、手書きによる記載から、ワープロなどのOA機器による作成が認められ、さらに電子媒体による保存が認められるなど、医療のIT化が進み、「電子カルテ」を導入する医療機関も増えている。本来、「電子カルテ」ではなく、「電子診療録」を用いるのが正しいが、診療情報開示の流れの中で、「カルテ」は医師の個人的な備忘録ではなく、「患者情報は診療に携わるすべての医療従事者が共有するものである」との考えが定着しつつある。カルテという言葉は、和製ドイツ語として既に市民権を得ているため、本テキストでも、「診療録＝カルテ」として用いる。

　カルテは開示の時代を迎え、「医療の質の保証」とともに、「患者満足の向上」のため積極的に診療情報を開示し、患者中心のチーム医療を行うことが求められている。開示に値するカルテの整備に努めたい。記載にあたっては読みやすく、きれいな文字で記載し、重要事項の記載漏れも防ぎたい。「先進国において、母国語で診療録を記載しないのは日本だけ」といわれないように、患者・家族を含め、第三者にも読みやすい日本語での記載を心がけたい。

> 開示に値するカルテ　＝
> 　　患者・家族を含め、第三者にも読みやすい日本語での記載

　また、医療を取り巻く環境の変化により、従来のカルテのもつ価値から、その重要性はインフォームド・コンセント、リスクマネジメント、さらにクリティカルパスといった分野にまで広がっている。共通する点は、「患者情報を一元管理し共有する」ことにあるが、管理の仕方、共有の範囲など医療機関で検討しなければならない問題も多い。医療のIT化に伴い、カルテの「物としての管理」とともに、「情報の管理」の必要性がますます高まっている。

II. カルテの価値

　カルテの記載の意義と価値については、近代診療録管理の創始者といわれる、マルコム・マッケクレン博士(Malcolm Thomas MacEachern MD)の提唱する6つの価値がよく知られている。博士は米国外科学会の病院活動調査委員会の委員長であったが、診療記録の質の改善にも尽くし、診療録管理担当者の組織化を図った人物である。1920年代に提唱されたものであるが、米国における診療録管理の歴史の深さを知るとともに、その内容は今世紀においても十分に通用するものである。

> **カルテの6つの価値**
> 1. 患者診療上の価値
> 2. 医学研究上の価値
> 3. 医学教育上の価値
> 4. 公衆衛生上の価値
> 5. 病院管理上の価値
> 6. 法律上の価値

1 患者診療上の価値

　カルテの最も基本となるものである。患者の初診時には、主訴・既往歴・症状・身体所見などが記載される。また、生理検査・放射線画像など各種の検査結果、さらに経過記録などを検討・評価し、最終的な診断と治療方針の決定がなされる。チーム医療においては、医師のみによって方針が決定されるのではなく、多職種による総合的な判断が求められる。カルテには、患者の診療情報や、それに対する専門的な評価がまとめられ（一元化され）、チーム医療を担う多くの医療従事者に共有されることになる。カルテは個人的な備忘録やメモ書きといった姿勢は許されず、記録にあたっては誰が見ても理解できるようなわかりやすい記載を心がけたい。記載方法もPOMR（Problem Oriented Medical Recording，問題指向型医療記録）に基づいた記述が望まれる。

2 医学研究上の価値

　診療情報はデータベースとしての価値が高い。多くの症例から集められた、検査、治療法、予後などのデータを統計学的手法を用いて分析することで、診療の有効性に対する評価が可能になる。結果は学会・論文などを通して公表され、エビデンスについての吟味がなされる。エビデンスの確認された診断・治療法は、臨床の場にフィードバックされ利活用される（EBM）。施設間での情報交換を可能にし、医療の標準化を図ることを目的に、わが国ではMEDISが中心となり、病名、処置、手術、薬剤名などをコード化し、標準マスター作成の作業が進められている。

3 医学教育上の価値

　医療の水準を常に高く維持し、向上させていくためには、「臨床例から学ぶ」ことが不可欠で、カルテはこの卒後教育（生涯教育）のためのよい教材となる。症例検討会では、カルテの記載に基づいてプレゼンテーションが行われ、過去の症例の治療歴が参照されることも多い。また、レベルの高い手術記録は、研修医やこれから手術を覚えようとする若い医師にとって最高の教科書になり得る。

4 公衆衛生上の価値

カルテから得られる情報に基づいて、地域の保健医療計画が策定される。例えば、受診者の地域別の疾病分類を行うことで、その地域特有の生活習慣病が明らかになり、保健師を中心とした食生活の改善・指導が可能になる。また、高齢化が進み、脳卒中患者の多い地域では、デイサービスセンターや老人福祉・介護施設の開設など、行政への働きかけも可能になる。

5 病院管理上の価値

保険医療機関は、「保険医療機関及び保険医療養担当規則」を遵守して診療を行い、診療報酬の請求を行う。行った医療行為については、内容をカルテに正確に記載し確実に保管しておかなければ、給付の対象とみなされない場合もある。まさしく、カルテは医療機関の収入源といえる。人、物、金銭の管理が適切になされているか、経営状況の分析にも利用される。また、医事統計からは、診療行為が適切に行われているか、その医療機関の機能レベルはどの程度なのかを知る指標が得られる。

6 法律上の価値

医療訴訟が起きた際、カルテは証拠として重要な意味をもつ。米国では、頻発する医療訴訟に対抗する手段として、診療録管理が発展してきた面もあり、カルテが唯一の防御基盤となる。手術や処置後に合併症を生じた場合、いくら術前に危険性について説明したと主張しても、カルテに記載がなければ、説明がされていなかったとみなされてしまう可能性がある。

Ⅲ. カルテの開示

カルテの開示も他の公文書と同様に、市民の情報公開の運動と相俟って進められてきた。その背景には、患者の「自分の病気について十分理解し、検査・処置・治療を自ら選択したい」という権利意識の高まりがある。昭和61年当時は、患者側がカルテの閲覧を求めて争った民事訴訟の東京高裁の判決では、「閲覧が患者の権利として保障されているとはいえない」とし、訴えが退けられている。その後、市民団体を中心に開示を求める運動が活発になり、平成7年に世界医師会が、「患者の権利に関するリスボン宣言」の中で、「患者は、自己のあらゆる医療記録に記された情報の提供を受ける権利をもつ」と発表し、開示の機運は一層高まっていった。

わが国における診療録開示の流れ

平成 8 年 4 月	「医療情報の公開・開示を求める市民の会」旗揚げ。
平成 9 年 6 月	診療報酬明細書(レセプト)の開示を通知(厚生省)。
平成 10 年 6 月	開示の法制化を求める報告書を厚生省に提出。 「カルテ等の診療情報の活用に関する検討会」
平成 11 年 1 月	「診療情報提供に関する指針(ガイドライン)」発表(日本医師会)。
平成 11 年 2 月	「国立大学付属病院における診療情報の提供に関する指針」発表(厚生省)。
平成 11 年 4 月	診療録の電子媒体による保存(電子カルテ)が認められる(厚生省)。
平成 12 年 4 月	「都立病院における診療情報の提供に関する指針」発表(東京都衛生局)。
平成 13 年 3 月	第 4 次医療法改正 医療機関の広告に診療録の開示状況や(財)日本医療機能評価機構が行う医療機能評価の結果を掲載することが可能となる。

このように、開示への動きは最近の 10 年間で急速に進んでいるが、開示の法制化については、平成 11 年 7 月に医療審議会が、日本医師会の反対などにより先送りすることを決定し、現在でも各医療機関の判断に委ねられている。各医療機関において独自のガイドラインが作成され、社会の要請に応えるため積極的な診療情報の提供が行われている。

カルテ開示の法制化

日本医師会はカルテの開示に賛成であるが、開示は本来医師の自発的履行に委ねるべきで、法制化により義務づけることには反対との見解を示した。強制されるまでもなく、医師の手で改善を進めてゆくとの意見を表明している。しかし、今日患者中心の医療の中で、医療者には積極的な診療情報の提供が求められている。また、開示に値するカルテが作成されていない点も、開示を阻害する一因であるが、むしろ開示を義務づけることで、カルテの記載内容の見直しや改善がなされ、開示可能な記録が実現するとの意見もある。

IV. カルテの保存

カルテの保存期間は医師法で 5 年、X 線フィルムの保存期間は医療法上 2 年、保険医療機関としては 3 年と定められている。

医師法第 24 条(2 項)

病院又は診療所に勤務する医師のした診療に関するものは、その病院または診療所の管理者において、その他の診療に関するものは、その医師において、5 年間これを保有しなければならない。

保険医療機関及び保険医療養担当規則第9条

> 保険医療機関は、療養の給付の担当に関する帳簿及びその他の記録をその完結の日から3年間保存しなければならない。ただし、患者の診療録にあっては、その完結の日から5年間とする。

医療法施行規則第20条(抜粋)

> 診療に関する諸記録は過去2年間の病院日誌、各科診療日誌、処方せん、手術記録、検査所見記録、エックス線写真、ならびに入院患者及び外来患者の数を明らかにする帳簿とする。

　カルテの法定保存期間は5年である。一方、医療事故の刑事責任追及は、平成22年の刑事訴訟法の改正により、業務上過失致死罪の場合、時効が5年から10年に延長された。さらに、民事賠償責任の時効は債務不履行(民法167条)の場合10年、不法行為(民法709条)の時効は、「損害及び加害者を知った時より3年、不法行為があった時から20年経過すれば時効が成立する(民法724条)」とされている。このことから、カルテの保存期間としては、法定保存期間の5年では不十分で、民事上の損害賠償請求権の時効が成立する20年とするのが望ましい。

> カルテの保存期間は、最低でも20年は必要である。

　紙カルテの場合、記録紙の劣化や破損を生じ、散逸・紛失などの心配もある。また、広い保存場所を必要とすることから、長期間の保存には問題点も多い。電子保存によってこれらの問題は解決されるが、扱うデータ量によって媒体を決める必要がある。平成11年の「診療録等の電子媒体による保存」を認めた通知の中では、媒体を規定していない。一般的には、データ種によってCDまたはDVDと分けるのではなく、情報の一元管理の観点からは、大容量のサーバ管理が望ましい。また、病院の規模によってサーバの容量を決めるが、1つのサーバに負荷がかかると、端末のレスポンスが悪くなるため、容量の大きい放射線画像の保存は、電子カルテサーバと別にするなどの工夫も必要になる。

V. クリティカルパス(Critical Path)

　一定の疾患をもつ患者に対して、入院時オリエンテーション、安静度、検査、治療、食事指導、リハビリテーション、退院指導などの医療ケアを縦軸に、時間軸を横軸にして、スケジュール表のようにまとめたものがクリティカルパスである。入院後、何日目には、

何をどの程度行わなければならないか、誰がみても明確になるように構成されている。

そもそもの基本的概念は、1950年代末のアメリカ軍事産業での工程管理に端を発し、その後、産業界でさまざまな職種・人材が関与する大がかりな仕事を円滑に、かつ効率的に遂行するための計画づくりとして発展してきた手法（臨界経路法）である。クリティカルパスの原義は、「作業の流れを把握し、効率的かつ効果的な労力配分を導き出す問題解決技法」のことである。さらにアメリカでは、1980年代に診療報酬の包括支払い制度（DRG/PPS）の採用に伴い、この手法が医療界でも普及することになった。

クリティカルパス（以下；パス）に期待されるアウトカムとしては以下の5点が挙げられる。

1 患者の満足度向上

入院期間、診療スケジュールの明示により、患者への確実な情報の提供が可能になる。インフォームド・コンセントに配慮した診療が可能となり、患者の安心・満足が得られる。

2 医療の質の保証

医師により検査、治療内容がまちまちで、同一疾患であっても施設によって治療方針や成績が異なることも多い。高いレベルでの検査・治療の標準化を図ることにより、医師間、施設間での格差を是正し、質の高い医療の提供が可能となる。

3 職員の満足度向上

診療に携わる職員の業務が、パスに明確に示されることになり、効率のよい業務が可能となる。今までは、プロセスごとに医師の判断を仰ぐことが多かったが、事前にパスを作成しておくことで、医師を探すなどの手間が省け、それぞれの業務に専念できる。

4 チーム医療の促進

診療に携わる多くの職種が同一のパスを使用することで、患者情報の共有が可能となり、チーム医療が促進される。

5 経済効率の向上

診療プロセスを標準化することにより、余分な検査・投薬などがなくなる。近年、医療保険制度の見直しにより、入院期間が短いほど高い診療報酬が得られる体系に変更されており、パスの導入により、入院期間の短縮など経済効率の改善が可能となる。

パスを使用する医療機関も増え、パスはカルテの重要な構成要素の1つとなっている。パスの作成過程には、医師のみならず、診療に携わるすべての職種の参加が必要で、互いに話し合いながらつくりあげていくことになる。この作業により、治療方針やお互いの業

慢性硬膜下血腫ドレナージ術を受けられる患者様へ

患者様用

患者氏名：　　　　　　　　　　　　　受持医：　　　　　　　　　　受持看護師署名：

月 日(日 時) 経 過(病 日等)	入院日(手術前日)　／	手術当日　／	手術後1～2日　／	手術後3～6日　／	手術後7日　／	手術後8日(退院・転院)　／
達成目標	◇手術を理解し同意している ◇手術に必要な物品が整う		◇発症前の精神状態、ADLに回復できる ◇再出血の徴候がない	◇発症前の精神状態、ADLに回復できる	【退院基準】 ◇CTの結果で再出血がない ◇発症前の精神状態、ADLに回復できる	
治療・薬剤 (点滴・内服)		手術前　手術開始( )時頃　手術後 抗菌薬と出血を抑える点滴があります 酸素吸入を行います				
処置		尿の管が入ることもあります	尿の管を抜きます(翌朝) 創の消毒があります	創の消毒はありません	創の消毒・抜糸があります	
検査			頭部CT・血液検査・胸部X線		頭部CT・血液検査	
活動・安静度	制限はありません	ベッド上安静です	CTの結果がよければ歩行できます。制限はありません	制限はありません		
食事	夕食後まで食事ができ、22時まで飲水できます。	絶食になります	通常の食事になります			
清潔	入浴出来ます		看護師が体を拭きます	2日からシャワーできます(介助) 4日目から入浴できます(介助)		洗髪できます
排泄						
患者様及び ご家族への説明 リハビリ 栄養指導 服薬指導	麻酔科医師の診察と、手術室看護師の訪問があります 入院生活、治療計画、手術、薬について説明があります ※必要物品(バスタオル・T字帯)を準備してください	手術後の説明があります		特別食の方には 栄養指導があります	退院前説明 次回外来受診	

診察計画・入院期間については現時点での予定です　　わからないことがございましたら、いつでもおたずねください

● クリティカルパスの1例(慢性硬膜下血腫)(患者用)●

慢性硬膜下血腫ドレナージ術 クリティカルパス 医療者用

患者氏名　　　　様　　歳　　指示日(平成　年　月　日)　　指示医(　　)　指示受け看護師(　　)

月日	/	/
経過	入院	当日(手術前)
達成目標	◇患者及び家族が手術の必要性を理解し、手術に同意している ◇術前の準備が整う	
処置・薬剤 リハビリ		【点滴】別紙参照 【一般指示】別紙参照　　○リストバンド装着
	○内服薬(抗血小板薬、抗凝固薬を含む)は通常通りに服薬する	
検査	術前検査の確認 □血液検査　血算　生化学　凝固能　感染症 □尿一般　□心電図　□胸部X線	
活動・安静度	制限なし	
栄養・食事	○常食　　　　△22時まで飲水可	○絶食
清潔		
排泄	排便(有・無)	排便(有・無)　尿道カテーテル留置(要・不要)
教育・指導	○入院オリエンテーション　○入院診療計画書 ○手術説明(Dr　Ns　)　○手術検査同意書 ○褥瘡対策診療計画書　○転倒転落アセスメントシート ○服薬指導伝票提出　○服薬指導(Ph) ○必要物品の確認(バスタオル・T字帯)	<術前チェックリスト> ○時計・指輪・化粧(マニキア)・ヘアピン除去　○コンタクト(有・無) ○義歯(有・無) ○輸血の準備(有・無)　○手術承諾書　○輸血承諾書 <OP室持参物品の確認> ○カルテ(入院・外来)　○フィルム(胸部・CT・MRI) ○点滴指示簿　○看護サマリー　○手術承諾書・輸血承諾書
観察・記録	意識レベル ○　　　　　　△ 瞳孔不同　○(有・無)　　△(有・無) 麻痺　　　○(有・無)　　△(有・無) 　　　　　(右上肢・右下肢・左上肢・左下肢) ADLの状況　食事(全介助・部分介助・自立) 　　　　　　排泄(紙おむつ・尿器・ポータブル・トイレ) 　　　　　　活動(寝たきり・車椅子・歩行)	【前投薬】 入室30分前　　硫酸アトロピン　0.25 mg 筋注 　　　　　　　アタラックスP　25 mg 筋注 ○前投薬(　　時　分) |　　　　　|前|後| |BT(℃)|　|　| |HR(/min)|　|　| |BP(mmHg)|　/　|　/　|
時系列記録有	○　　　　　△	□　　　　　○
バリアンス	△　　　　　有・無	
担当看護師署名	○　　　　　△	□　　　　　○

月日	/	/
経過	当日(手術後0日目)	手術後1日目
達成目標	◇循環動態が安定し、血圧が90 mmHg以上である ◇ドレーンの閉塞がない　◇再出血の徴候がない ◇安静を守れる	◇循環動態が安定し、血圧が90 mmHg以上である ◇ドレーンが抜去できる　◇再出血の徴候がない ◇発症前の精神状態、ADLに回復する
処置・薬剤 リハビリ	【点滴】別紙参照 【一般指示】別紙参照	【点滴】別紙参照 【一般指示】別紙参照　○硬膜下ドレーン抜去
検査		採血・検血・生化　○頭部CT、頭部単純X線
活動・安静度	○ベッドアップ30度	□ベッドアップ30度　○ドレーン抜去後安静フリー
栄養・食事	○絶食	□水分可　○常食(　)　△(　)
清潔		○清拭
排泄	○ベッド上　△1日尿量測定　△排便(有・無)	□ベッド上　○ドレーン抜去後トイレ歩行可 △排便(有・無)
教育・指導		

観察・記録	(時刻)	12	16	20	24	4	8	12	16
	O₂(L/分)FIO₂								
	SpO2 (%)								
	BT(℃)BP(mmHg)								
	HR(/min)								
	39　　200								
	38　　150								
	37　　100								
	36　　 50								
	35　　 0								
	意識レベル								
	瞳孔								
	麻痺								
	創痛								
	尿量								
	硬膜下ドレーン								

時系列記録	□　有・無	○　有・無	△　有・無	□　有・無	○　有・無	△　有・無
バリアンス			△　有・無			△　有・無
担当看護師署名	□	○	△	□	○	△

(国立病院機構熊本医療センター　脳外科)

● クリティカルパスの1例(慢性硬膜下血腫)(医療者用) ●

務に対するスタッフ間の理解が深まる。まさに、完成したパスは、チーム医療の結晶といえる。また、次に述べるDPCの導入により、パスはさらに多くの医療機関において取り入れられると考えられる。パスによるケアの標準化は、単にこれまでの平均を取っていくということではなく、EBMに則った標準化を行うことであり、パスの導入は医療の標準化と連動することになる。パスの整備により患者満足度が向上し、質の高い医療の提供が可能になる。

VI. クリティカルパスとDPC

DPC（Diagnosis Procedure Combination）とは、「医療資源を最も投入した傷病名」をICD（International Classification of Diseases）によって分類した後、診療行為、重症度などによってさらに細かく分類した「診断群分類」である。米国で使用されているDRG（Diagnosis Related Groups）をもとに開発された日本独自の診断群分類であり、「診断」だけではなく、「診断と診療行為の組み合わせ」に基づいて行われる点がDRGとは異なる。

現行の診療報酬体系は、昭和33年に新医療費体系として構築され、診療行為ごとの出来高払い方式を基本にしている。その後、50年近くが経過し、疾病構造の変化に伴い国民医療費は急増し、平成11年度には30兆円を超え、医療保険制度全般にわたる見直しが議論されるようになった。出来高制では、検査すればするほど、薬を投与すればするほど儲かる「検査漬け、薬漬け」の弊害が指摘されていた。DPCによる包括支払い制は、患者を的確にグループ化し、合併症なく早期に退院させることを病院に求めている。これにより、漫然とした在院日数の長期化は、明らかな病院の損失となり、経済効率を考慮した診療が必要となってきている。

（DPC導入の経過）
平成15年4月　特定機能病院(82)におけるDPCの導入
平成16年4月　データ収集を目的に、民間病院など(92)にてDPC試行
平成16年6月　一定要件を満たした場合、DPC参加可能(全医療機関を対象)

1 算定基準

診療報酬はホスピタルフィー的要素からなる包括評価部分と、ドクターフィー的要素からなる出来高部分の合算とされている。

a．包括評価の範囲（ホスピタルフィー的要素）

入院基本料、検査（内視鏡などの技術料を除く）、画像診断（選択的動脈造影カテーテル手技を除く）、投薬、注射、1,000点未満の処置料、手術・麻酔の部で算定する薬剤・特定保険医療材料以外の薬剤・材料。

b．出来高評価の範囲（ドクターフィー的要素）

手術料、麻酔料、1,000点以上の処置料、心臓カテーテル法による検査、内視鏡検査、診断穿刺・検体採取、病理診断、選択的動脈造影カテーテル手技、指導管理料、リハビリテーション、精神科専門療法、手術・麻酔の部で算定する薬剤・特定保険医療材料。

2　DPC対象医療機関

①看護配置基準：10対1以上であること。
②診療録管理体制：診療録管理体制加算を算定している。または、同等の診療録管理体制を有すること。
　（退院時記録の作成など適切な管理体制を有していること。病名のICD-10へのコーディングが可能なこと）
③レセプトデータの管理体制：レセプトデータ(標準レセ電算マスターに対応)を電子データとして提供できること。

(中央社会保険医療協議会)

　DPCの導入により、パスの課題の1つである診断・診療行為などの医療の標準化が加速される可能性がある。DPCにより目標となる入院日数が決定され、診療報酬に見合ったパスの作成といった、「DPC対応型クリティカルパス」は今後普及していくと思われる。医療材料などの物流管理といった病院経営管理の面でも期待は大きい。しかし、診療報酬を過度に意識するあまり、必要な検査や画像診断が省略され、早期の退院をうながされ検査や治療を外来で行うなど、患者サービスの低下を生じる危険もある（因みに、外来分は出来高払いである）。アメリカでパスが広がった大きな要因は、診療報酬の包括化が導入された際に、保険者が病院に対してサービス内容の担保を求めたためとされている。パスの作成にあたっては、エビデンスや診療ガイドラインに基づいた診療の質の保証が求められる。

ホスピタルフィー(Hospital Fee)
　診療報酬の中で医療機関の運営コストに対する評価のこと。医療施設に対する支払い。究極的には医療機関の格づけを具体化するものである。

ドクターフィー(Doctor Fee)
　診療報酬の中で医療技術(医師の力量)に対する評価のこと。さらに進んで評価を治療費に反映させ、医師により医療費が変わってくるという選別化、区別化を行う考え方。

(feeは報酬の意味)

chap. 10~11 電子カルテ

電子カルテ利用の3条件、さらにペーパーレス・フィルムレスについて学ぶ。

I. 電子カルテとは

　平成11年4月の厚生省3局長による通知、「診療録等の電子媒体による保存について」により、真正性・見読性・保存性の3条件が満たされれば、診療記録の電子媒体による保存が認められた。さらに平成13年12月に発表された厚労省の「保健医療分野の情報化にむけてのグランドデザイン」の中で、平成18年度までに400床以上の病院の60％に電子カルテを導入する目標が掲げられ、この頃より「電子カルテ」という名称が一般に用いられるようになった。

　ドイツ語のカルテ（Karte）は、英語でいうところのCardであり、本来「紙」を意味する。従来の紙カルテには、「秘密の文書」「医師の個人的な所有物」といったイメージが強く、ドイツ語・英語・日本語が混在し、残念ながら「字が読めない」「わかりづらい」といった記載が散見された。患者の診療に関する記録は、英語では medical record, health record などと呼ばれている。日本でも法的には「診療録」が正しく、医師法や医療法でも診療録が用いられ、カルテという標記は見当たらない。診療録の開示に反対する理由の中に、「記載方法が適切ではなく、人に見せるのにためらいがある」といった意見があるのも事実である。診療録は本来患者のものであり、医師のみではなく看護師やコメディカルが情報を共有し、患者中心のチーム医療を進めていくためには、「読みやすく、わかりやすい」記載が必要である。英語で電子カルテは、

　　　EMR（Electronic Medical Record）
　　　または
　　　EHR（Electronic Health Record）

と表記される。

　和製ドイツ語のカルテという名称が、今後も使われていくのだろうが、あくまでも古いイメージの「医師個人の所有物」ではなく、新しい概念の診療録と理解して「カルテ」という言葉を使用していきたい。

II. 電子カルテの定義

　電子カルテの定義については、明確なものはなく、医療情報学会による電子カルテ定義作成、JAHISによる電子カルテのレベルづけなどの幅広い議論が進められている。平成11年4月の「診療録等の電子媒体による保存」通知により、電子媒体による保存を認めら

れた文書は次のものである。

①医師法(第24条)：医師の診療録
②歯科医師法(第23条)：歯科医師の診療録
③保健師助産師看護師法(第42条)：助産録
④医療法
　(第21条、第22条及び第22条の2)：診療に関する諸記録；病院日誌、各科診療日誌、処方せん、手術記録、検査所見記録、エックス線写真
　(同法第22条及び第22条の2)：病院の管理及び運営に関する諸記録；入院患者および外来患者の数を明らかにする帳簿
⑤歯科技工士法(第19条)：指示書
⑥薬剤師法(第28条)：調剤録
⑦救急救命士法(第46条)：救急救命処置録
⑧保険医療機関及び保険医療養担当規則(第9条)：診療録など
⑨保険薬局及び保険薬剤師療養担当規則(第6条)：調剤録
⑩歯科衛生士法施行規則(第18条)：歯科衛生士の業務記録

　一般的には、オーダリングシステムだけではなく、オーダリングに医師や看護師、コメディカルの診療記録を電子化したものを「電子カルテ」と称している。因みに、(社)全国自治体病院協議会の「電子カルテ導入ガイドライン―実務編」では、次のように定義している。

> 診療録(カルテ)を含む診療記録をIT化したシステム。医師法第24条規定の診療録および看護記録、画像所見、リハビリテーション記録、栄養指導、服薬指導などの診療記録を対象とする。なお、オーダリングの範囲、画像などのIT化の有無は問わない。

　この定義は電子カルテシステムの最低条件であり、さらに、電子カルテとして望ましい要件として次の事項を挙げている。
①診療記録としてのPOMRの採用
②各種検体・生理検査、画像の電子的な入力、保存、参照
③診療記録とクリティカルパスの連携

　問題となるのは、紙で出力される検査報告書や画像の保存をどこまで電子化するかである。「情報の一元管理と共有」の観点からすれば、すべての紙とフィルムをなくし、電子保存するのが理想である。紙の報告書は、スキャナーで取り込みサーバに保存する。しかし他院からの診療情報提供書や、署名の必要な説明・同意書などの文書はスキャナー取り込みをしても、原本を残すことが必要で完全なペーパーレスは不可能である。また、画像に

ついても、画像の精度(画質)の問題があり、参照画像を配信しフィルムを残している医療機関も多い。最近ではモダリティのDICOM規格化(25章、145頁参照)が進み、安価な高精細モニターも市販されており、フィルムレスは将来的に可能であろう。

> 保健医療福祉情報システム工業会(Japanese Association of Healthcare Information Systems Industry ; JAHIS)
> 　保健医療福祉情報システムに関する技術の向上、品質および安全性の確保、標準化の推進を図ることにより、保健医療福祉情報システム工業の健全な発展と国民の保健・医療・福祉に寄与し、健康で豊かな国民生活の維持向上に貢献することを目的とする業界団体である。

III. 電子カルテ利用の3条件

> 電子媒体保存のためには、真正性、見読性、保存性の確保が必要である。

　以上の3条件が満たされていれば、カルテの形式、保存方法などは病院の自己責任において決定してよいとされている。ここでいう自己責任とは、運用している電子カルテシステムについての説明責任、管理責任、結果責任を果たすことを指している。

1 真正性の確保

　真正性とは、第三者からみて作成の責任と所在が明確であり、かつ故意または過失による、虚偽入力、書き換え、消去、および混同が防止されていることである。混同とは、患者を取り違えた記録がなされたり、記録内容に関連性が認められないことをいう。

a．責任の所在の明確化
　作成の責任の所在を明確にするためには、他人が作成責任者に成りすまして入力すること、および一旦記録した内容が、後からの追記・書き換え・消去などによって責任の所在が曖昧になることを防止しなければならない。作成の責任の所在を明確にするために、以下の対策が必要である。

[1] 作成責任者の識別および認証
　作成責任者(入力者と作成責任者とが異なるときは入力者も)の識別、および認証(ID・パスワードなど)を行い、「成りすまし」による不正を予防する。

[2] 確定操作
　クラーク、看護師などによる代行入力を認める場合は、作成責任者(医師)による確認入力が必要である。また、一旦入力した情報の追記、書き換えおよび消去などの責任を明確にするために「確定」操作を行う。

3 識別情報の記録
「確定」操作に際し、その作成責任者の識別情報を記録に残す。
4 更新履歴の保存
一旦確定された情報は、後からの追記・書き換え・消去の事実を正しく確認できるよう、履歴を保存し、その内容が容易に確認できるようにする。

b．虚偽入力、書き換え・消去および混同の防止

過失による誤入力・書き換え・消去および混同は、単純な入力ミスや誤った思い込み、情報の取り違えによって生じる。確定操作を行う前に、十分に内容の確認を行うことを運用規程などに定めることが望ましい。第三者の成りすましによる虚偽入力、書き換え、消去および混同に対しては、少なくとも責任者の識別・認証などにより防止する。故意による虚偽入力・改ざんは、もちろん違法行為である。

2 見読性の確保

見読性とは、電子媒体に保存された内容が必要に応じて容易に肉眼で読め、紙に印刷できる状態にあることをいう。患者からの開示の請求や、保健所の医療監視、訴訟などで提出を求められた際は、速やかに対応しなければならない。見読性を確保するためには、以下の対策が必要である。

1 情報の所在管理
保存形態が電子媒体、紙媒体と複数に及ぶ場合は、その所在の管理を徹底する。
2 見読化手段の管理
保存情報を見読するために必要な機器、ソフトウェア、関連情報などを整備する。
3 情報区分管理
情報の確定状態、利用範囲、更新履歴、機密度などに応じた管理区分を設定し、アクセス権などを管理する。
4 システム運用管理
運用手順を明確にし、適切で安全なシステムの利用を保証する。
5 利用者管理
システムに対するアクセス権限の割り当てを制御するため、利用者管理の手順を明確にする。

3 保存性の確保

保存性とは記録された情報が、法定期間内は真正性・見読性を保ち、いつでも復元可能な状態で保存されることをいう。保存性を確保するためには、以下の対策を実行する必要がある。

1 媒体の劣化対策
記録媒体が劣化する以前に、情報を新たな記録媒体に複写する。
2 ソフトウェア・機器・媒体の管理
コンピュータウイルスを含む不適切なソフトによる、情報の破壊・改ざんが起こらないようセキュリティ対策を行う。
3 継続性の確保
システムを変更する場合は、以前のシステムに蓄積されている情報の継続的利用を図るため、データ移行などの対応を実施する。
4 情報保護機能
故意または過失による情報の破壊が起こらないよう、情報保護機能を備える。また、万一破壊が起こった場合に備えて、必要に応じて回復できる機能を備える。

(平成11年3月 MEDIS発行：「電子カルテガイドライン」を改変)

また、システムの運用にあたっての留意点として、各施設にあった運用管理規程を作成し遵守すること、情報の効率的な相互利用を可能とするために、システム間のデータ互換性が確保されること、プライバシー保護対策を図ることを挙げている。

Ⅳ. ペーパーレス

カルテを電子化し、各種説明書を電子媒体保存してもペーパーレスは不可能である。説明・同意書の中で、患者の署名の必要なものは原本(紙)を残す必要がある。また、アナログ出力されている検査結果は、診断に用いた原本を保存するように定められている。この場合、スキャナーで結果を電子カルテに取り込んだとしても、原本は残す必要がある。

電子カルテ上に、「検査依頼箋」と「造影剤問診票」のテンプレート(雛型)を作成しておけば、造影CTのオーダ時に項目をチェックし発行することで、従来の紙の「依頼箋」「問診票」は不要になる。また、「結果報告書」も従来の紙はなくし、レポートを配信することで各端末での閲覧が可能となり、職員間での情報の共有が容易になる。このように、ペーパーレスを念頭におくと、オーダリング業務は整理しやすい。但し、前述したように原本保存が必要な書類があること、すべての医療機器をDICOM出力に変えるには、膨大な費用がかかることから、完全なペーパーレスは不可能で紙媒体と併用せざるを得ない。

原本保存が必要な文書

①患者の署名が必要な書類(手術同意書、検査同意書、入院治療計画書、リハビリテーション総合実施計画書、身体拘束承諾書、差額ベッド利用同意書など)
②検査報告書(病理報告書)

③アナログ出力されている検査結果(心電図、眼底写真、聴力検査など)
④診療情報提供書(紹介状)
診断書(病院様式、生命保険・傷病手当金証明書など)は、履歴を残すために、原本を電子カルテにスキャナー取り込みするか、コピーを残す。

V. フィルムレス

　電子カルテの導入により、ペーパーレスやフィルムレスが期待されるが、完全なペーパーレスは不可能であり、フィルムレスも費用や画像の精度管理の問題から現状では困難である。一般に、CR以外のCT、MRI、超音波画像、内視鏡(25章、143頁参照)などは256階調が基本のため、1/10程度のJPEG圧縮画像で、一般の端末でも問題なく診断が可能であるといわれている。DICOM原画像で読影を行い、レポートは参照画像としてJPEG圧縮画像を配信している施設も多いが、結論的には、「原画像で見えて、レポート画像で見えないものはない」と感じている医師も多い。しかし、CRに関しては、肺野の微細な結節性病変の読影や、骨折の診断には高精細モニターは必須であるとする内科や整形外科の医師も多い。このように考えると医療画像のフィルムレス化のためには、

1．診断用の高精細モニターを放射線科に数台用意し、放射線科専門医が読影する。**各外来・病棟端末には参照画像を配信する。**
2．外来・病棟のすべての端末に高精細モニターを設置し、主治医が読影する。

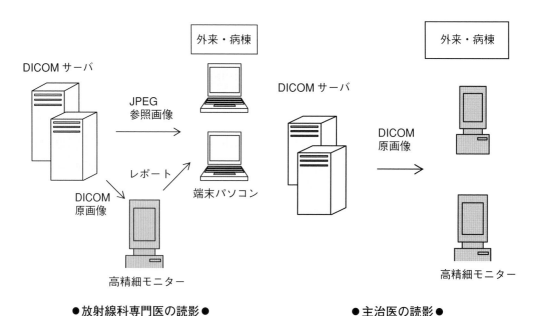

●放射線科専門医の読影●　　　　　　　　　●主治医の読影●
　　　　　　　　　　　　　　　　　　　　（必要時は放射線科専門医に読影依頼）

いずれかの運用が必要になる。最近は高精細モニターも価格低下傾向にあるが、まだ普及は進んでいない。放射線科の常勤医がいれば、リアルタイムでの読影が可能で、端末への配信は参照画像で済む。しかし、常勤化は医師不足のため困難な場合が多く、非常勤でも診断医の読影負担が大きくなるなどの問題点がある。

安価な高精細のモニターが出現し、すべての端末モニターを置き替えることができれば、CRを含めて完全なフィルムレスが可能となるが、現状では難しい。放射線科医師の確保が困難な場合、CRに関してはフィルムを残し、他はモニター診断のように部分的なフィルムレス化とする医療機関も多い。

病院情報システム（Hospital Information System；HIS）

薬剤科、検査科、放射線科などの部門システムの上位に位置し、これらを統括するシステム。紙カルテの時代は、患者基本情報の管理、会計業務を行う医事システムが主役であった。その後、医療IT化の進展により、現在では一般にHISといった場合、電子カルテシステム（サーバ群）を指す。

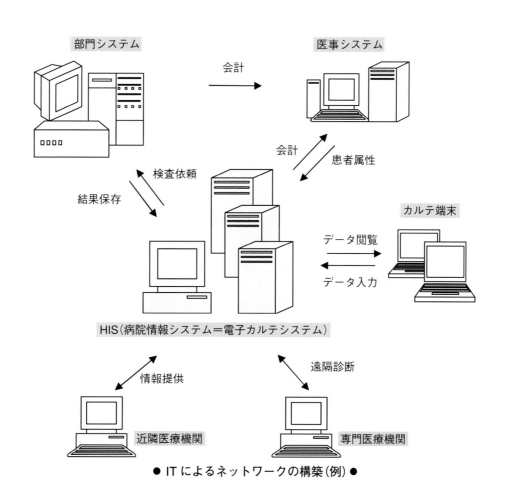

● ITによるネットワークの構築（例）●

chap. 12〜13 カルテの記載業務

カルテ記載時の留意点、POMRによる記載方法を学ぶ。

Ⅰ. カルテの記載

医師法、療養担当規則では、医師は診療をしたときには、「遅滞なく」診療録に記載しなければならないとしている。

医師法第24条(1項)

> 医師は、診療をしたときは、遅滞なく診療に関する事項を診療録に記載しなければならない。

保険医療機関及び保険医療養担当規則22条

> 保険医は、患者の診療を行った場合には、遅滞なく、様式第1号又はこれに準ずる様式の診療録に、当該診療に関し必要な事項を記載しなければならない。

「遅滞なく」の解釈は、原則として診療のその場でということになるが、外来診察時は可能としても、病棟では回診中や処置、手術の最中には困難であり、どんなに遅くともその日のうちに記載するようにする。また、看護師のように特殊な勤務体制の場合は、勤務時間内(8時間以内)に記載するようにする。

医師法施行規則では、カルテに記載する事項を次のように定めている。

医師法施行規則第23条(診療録の記載事項)

> 1．診療を受けたものの住所、氏名、性別および年齢
> 2．病名および主要症状
> 3．治療方法(処方および処置)
> 4．診療の年月日

記載は第三者も読めるように、きれいな文字で、わかりやすい日本語で記載する。

手術で合併症が生じた場合、術前に説明がなされていたとしても、カルテに記載がなければ、訴訟では説明がなかったとみなされる危険もある。また、チーム医療においては、

迅速な情報の流通が治療方針の決定には不可欠であり、まさに遅滞なく記載することが求められる。院内LANの整備により、院内であればいつでも、どこでも、「時間と場所の制約がなく」カルテの記載・閲覧が可能になる。

> **情報の拡散と先有傾向**
>
> 　患者の情報は、口頭、電話、書面などを通して伝達されるが、発信者から多くの受信者を経る度に内容は変化していく。多くの場合、あやふやで意味のわかりにくい内容に変化していく（情報の拡散）。また、受け手の関心や知識、経験があるかどうかなどの条件で、受け取られる情報の内容が変化する（受け手の先有傾向）。いわゆる思い込みや先入観で、手術部位の右と左の間違いなど医療現場でも起こり得る。この患者情報の変質を最小限に止める努力が必要で、まさにカルテは遅滞なく記載する必要があるといえる。

II. カルテの記載方法 ―POMR―

問題指向型医療記録（Problem Oriented Medical Record；POMR）は、問題解決指向システム（Problem Oriented System；POS）の考え方に基づいたカルテ記載法である。POSは患者の抱える医学的問題に焦点を合わせ、その解決のために医療チームが問題点を共通理解し、計画に基づき診療を行うシステムである。

POMRは次の5つの要素から構成される。

> 基礎データ（Data Base）
> 問題リスト（Problem List）
> 初期計画（Initial Plan）
> 経過記録（Progress Note）
> 退院時要約（Discharge Summary）

1 基礎データ（Data Base）

患者の主訴、既往歴、家族歴、現病歴、身体所見などが含まれる。アレルギーや禁忌薬剤の有無についても記載する。既往歴や家族歴など、医師、看護師、コメディカルが共通して利用することの多い情報については、別々にデータベースを作成するのではなく共有化を図りたい。

【主　訴】主な症状または受診の理由。
【既往歴】過去の疾患およびその治療内容、現在服用中の薬剤など。
【家族歴】家族の疾患、死亡（特に遺伝性疾患や感染性疾患）など。
【現病歴】いつ頃から、どのような症状があったか。症状の出現から受診までの経過。

2 問題リスト(Problem List)

患者の問題点を、番号を付けて箇条書きにする。患者の問題点を一目で判断できるようにする。時系列で active、inactive が把握できるようにする。

Problem list の例
　　♯1　脳出血による右半身麻痺(active)
　　♯2　意識障害(JCS-30)(active)
　　♯3　糖尿病：インシュリン注射中コントロール不良(active)
　　♯4　高血圧：ペルジピン持続にてコントロール良好(inactive)
　　♯5　誤嚥性肺炎(active)

3 初期計画(Initial Plan)

個々の問題に対して、診断および治療の計画を立てる。入院診療計画書の記載内容は、医療法で規定されている。

第六条の四　適切な診療情報の提供

> 病院又は診療所の管理者は、患者を入院させたときは、当該患者の診療を担当する医師又は歯科医師により、次に掲げる事項を記載した書面の作成並びに当該患者又はその家族への交付及びその適切な説明が行われるようにしなければならない。
> 一　患者の氏名、生年月日及び性別
> 二　当該患者の診療を主として担当する医師又は歯科医師の氏名
> 三　入院の原因となった傷病名及び主要な症状
> 四　入院中に行われる検査、手術、投薬その他の治療(入院中の看護及び栄養管理を含む)に関する計画
> 五　その他省令で定める事項

4 経過記録(Progress Note)

表題を SOAP に分けて記載する。
　　S(subjective data：主観的データ)：患者の主訴や自覚症状など主観的情報。
　　O(objective data：客観的データ)：検査結果や画像診断などの客観的情報。
　　A(assessment：評価)：主観的、客観的データに対する評価(医師の診断・治療に関する思考プロセスを含む)また、診断や治療、計画の見直しなどを記載する。
　　P(plan：計画)：今後の検査・治療・患者教育の計画。

主観的データ(S)
昨日から熱があり、お腹が痛い。2回嘔吐した。次第に痛みが強くなってきた。今日になって食欲もなく、わずかの水分しかとれないため○○医院を受診し、急性虫垂炎が疑われ紹介受診となった。下痢はない。 既往歴：喘息(小児期) 　　　　高血圧(内服治療中) アレルギーあり：食品(牛乳、卵)
客観的データ(O)
体温　37.8℃ 　腹部　全体に膨満あり 　右下腹部 　　自発痛(＋)　圧痛(＋) 　　筋性防御(＋) 　腸雑音　亢進 　近医でのWBC 12,000　CRP 5.12
評価(A)
急性虫垂炎(腹膜炎合併) 　鑑別： 　　憩室炎、急性胃腸炎など
計画(P)
腹部超音波検査　造影CT検査

●記載例●

5　退院時要約(Discharge Summary)

　退院時に経過を問題点ごとに分けてまとめる。退院時の状況と、退院後の治療についても詳細に記載する。

　入院診療計画書、退院時要約などの文書の作成にあたり、ID・氏名・生年月日・年齢・性別などの患者属性や、選択した病名や検査結果、退院時処方などを自動的に文書に取り込める、「文書作成」機能を有している電子カルテも多い。

Ⅲ.　カルテの入力方法

　入力作業に時間がかかると、以後の診療業務が円滑に進まず、患者待ち時間が長くなるなど、却って患者サービスの低下を招きかねない。また、入力を面倒に思い必要な情報を記載しないなど、診療の質低下の原因にもなり得る。キーボード操作にも、使用者の年齢

や経験により大きな差がみられる。慣れない職員にとっては、憂うつでストレスを生じる。入力操作の煩雑さ、不便さが電子カルテ導入の妨げの一因になっているともいわれる。入力方法もキーボード、マウスに固執するのではなく、利用者に合わせてペンタブレットや音声入力についても検討したい。最近、入力作業を支援するさまざまなデバイスが開発されている。

入力方法	キーボード入力
	マウス入力
	ペンタブレット入力
	音声入力

1　キーボード入力

　最も標準的な入力方法である。操作練習により一定の成果が望める。定期的な練習を行うことで、手書きと同等またはそれ以上の入力速度が可能になるといわれる。ペンタブレット入力と異なり、読みやすい、きれいな文字で記録され、テキストの編集や再利用が可能など利点も多い。しかし、習得の早さには個人差や年齢差がみられ、一般にコンピュータの使用経験が少ない年長者ほど時間がかかり、キーボード入力に抵抗を感じる者が多い。また、不適切な文字変換や、登録語の不足にストレスを感じることもある。

　電子カルテの運用にあたっては、医師事務作業補助者など事務職よる代行入力が認められている。但し、診療録の真正性を確保するため入力後に、医師の確認入力（承認入力）が行われなければならない。この機能を有しないシステムでは、代行入力は禁止されている。代行入力には、テープレコーダーやボイスレコーダーに記録した内容を起こして診療録にまとめるトランスクリプション（transcription）、医師に同席して記録を行う口述速記（real time report）、医師が手書きしたカルテや指示箋に従って入力する方法などがある。

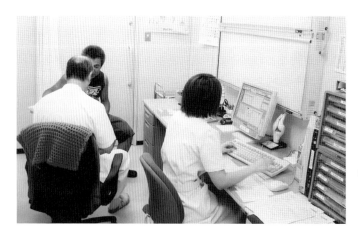

●医師が診察しながら口述した内容を、医療秘書（速記者）が入力している。医師は診察に専念できる●

カルテ履歴									【画像】2009/11/16
実施日	診療科	医師	記録	処方	検査	注射	画像		
2009/11/16(月)	脳神経外科	中村雅彦	○	●	○		●		①上部内視鏡検査
2009/09/28(月)	脳神経外科	中村雅彦	●	●					②腹部超音波検査
2009/07/27(月)	脳神経外科	中村雅彦	●	●	●				
2009/05/25(月)	脳神経外科	中村雅彦	●	●					
2009/03/19(木)	脳神経外科	中村雅彦	●	●	●				
2009/02/19(木)	脳神経外科	中村雅彦	●	●					
2008/12/27(土)	脳神経外科	中村雅彦	○			○			
2008/12/26(金)	脳神経外科	中村雅彦	●			○			
2008/12/25(木)	脳神経外科	中村雅彦	●	●	●	●	●		
2008/10/30(木)	脳神経外科	中村雅彦	●	●	●				
2008/09/04(木)	脳神経外科	中村雅彦	●	●	●				
2008/07/10(木)	脳神経外科	中村雅彦	●	●	●				
2008/05/15(木)	脳神経外科	中村雅彦	●	●	●				
						承　認			

●カルテ上では代行入力された項目は、白丸になっている。内容を確認し下の承認ボタンをクリックすると黒(確定)に変わる●

2 ペンタブレット入力

　ペンタブレットは手書き感覚で、自由に絵や文字を描くことができる利点がある。ワコムでは、液晶ペンタブレットを使って直接画面に書き込むシステムを提案している。シェーマをたくさん描く診療科には便利である。しかし、文字はそのまま入力されるため、悪筆の場合は紙カルテと変わらなくなってしまう。

3 音声入力

　最近では、電子カルテにおいても音声入力が注目されている。以前は音声の認識率の低さ、医学用語の登録が少ないなどの問題が多く普及が進まなかった。AmiVoice(アミボイス)は、利用前の声の登録が不要で、イントネーション、アクセント、話すスピードに影響されず認識率が95%以上という音声認識システムを開発した。医療用語も約50,000語を登録し、患者の診療記録や所見、退院サマリー、紹介状などを、「しゃべって」作成できるシステムになっている。キーボード入力と比較し、患者と向き合いながら診察を行うことが可能になり、入力業務の負担軽減が期待できる。ただこのシステムは辞書による予測変換方式をとっているため、辞書が予測しない語彙が発語された場合は、どんなに言い直しても、変換は不能であり、キーボードから入力するしかない。

　電子カルテは、発生源入力が基本のため、医師の入力が遅いとその後の診療業務が滞ってしまう。入力業務の軽減を図る工夫が必要になる。そのため、入力方法を院内ですべて統一してしまうのではなく、シェーマを多用する診療科ではペンタブレットを用意する。退院時要約や情報提供書など、文書類の作成には、音声入力も利用するなど業務の効率化を図りたい。

Ⅳ. テンプレート入力

　カルテの記載方法は、定型句を用いるテンプレート入力と、自由な表現が可能なキーボードフリー入力に大別される。MEDISでは、病名・処置・検査・薬剤の標準化(コード化)とともに、問診・所見用語の標準化の作業も進めている。

1 テンプレート入力の利点

1．事前に登録してある定型句には、コード番号が付いているため、後にコードによる統計処理が可能である。
　　　(例)めまい(コード番号：○○○○)を主訴に受診した患者のうち、眼振(コード番号：××××)を伴った患者の抽出
2．重要な所見の診察漏れ、記載漏れを防止できる。
　　　(例)小児科で腹痛を訴えて受診した児に対し、腸重積を見逃さないための「粘血便」の「あり、なし」のチェック
3．いくつかの所見がそろった場合に、鑑別診断を列挙するなどの診断補助機能の開発。
　　　(例)頭痛＋嘔吐＋項部硬直 ⇒ くも膜下出血、髄膜炎

2 テンプレート入力の欠点

1．他科のテンプレートの構成がわかりづらい：当直の際、普段使わない他科のテンプレートを探すのは大変で、入力に時間がかかってしまう。
2．患者の微妙な表現が記録できない：主訴は「患者の言葉で記録する」が基本である。「疲れた」を方言では、「てきない」「ごしたい」「しんどい」などと表現し、それぞれに微妙なニュアンスの違いがある。
3．定型句が羅列されるが、句を継ぐ助詞がなく文章になっていないため読みづらい。

テンプレート入力の利点と欠点

利　　点	欠　　点
データの2次利用(統計処理)が可能。	検索に時間がかかる。
重要所見の診察漏れ、記載漏れの防止が可能。	自由な表現が制限される。
診断補助機能への応用。	定型句の羅列。

　キーボード入力は自由な表現は可能だが、統計処理に適さないとされていた。しかし、最近では文書中の特定の語句を検索するソフトも開発されており、今後の発展が期待される。また、統計処理を行う際、最初に着目するのはやはり「病名」であり、病名から必要な患者カルテをリストアップし、診療項目を検索することも多い。「病名」をICDに則って

正確にコーディングしておくことで、統計処理も効率的になる。

　テンプレート入力は、「自由な表現が制限される」「他科のテンプレートの構成がわかりづらい」などの問題はあるが、単一の科や特定の項目を経時的に観察していくような検診（ドック、妊婦検診）では有用である。診察前に患者に記入してもらう問診票も、あらかじめテンプレートを意識して作成しておくと、その後のカルテへの転記が簡便になる。初診患者が記入した問診票の内容を、カルテへ記載するのも医師事務作業補助者の大切な業務である。

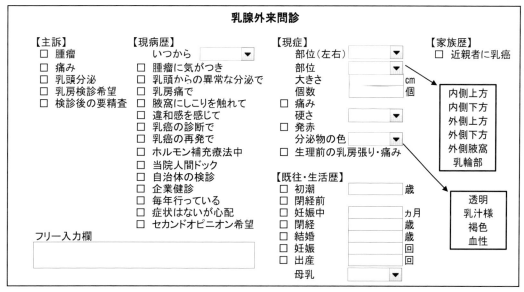

●テンプレート入力の1例●
主訴、現病歴、現症、既往・生活歴、家族歴からなるテンプレート形式の問診である。該当する項目の□をチェックする。また、プルダウンリストになっている場合は、最適な項目を1つ選択する。該当する項目がない場合、あるいは追加事項がある場合はフリー入力欄に記入する。

ICD-10とICD-9CM

　国際疾病分類(International Classification of Diseases；ICD)とは、正式名称を、疾病及び関連保健問題の国際統計分類(International Statistical Classification of Diseases and Related Health Problems)といい、疾病を分類するコードで1900年に国際的な統一が図られた。

　現在、その改訂はWHO(世界保健機関)が行い、79年に第9回(ICD-9)、94年に第10回修正国際疾病分類(ICD-10)が作成され、加盟各国はこのいずれかのコードブックを使用している。さらに米国では、ICD-9に修正を加えて手術・処置の各コードを一体にしたICD-9CM (CM：Clinical Modification)が作成された。MEDISでは、病名コードはICD-10、手術・処置コードはICD-9CMに準拠したマスターを「標準マスター」として発行している。

chap. 14〜15 オーダ入力業務（オーダリング）

オーダの種類、入力権限について理解し、転記ミスを防ぐ。

I. オーダ入力業務とは

　診療を進める過程で、処方や注射、画像、検査、リハビリテーションなどさまざまなオーダ（依頼）が医師から出される。これらのオーダをコンピュータのネットワークを利用し、オンラインで担当部門に伝達する機能をオーダリングシステムと呼ぶ。電子カルテの機能の一部である。医師事務作業補助者は、医師の指示の下にオーダをシステムに代行入力し、各部門に発行する業務を行う。オーダの種類は、

> 「処方」「注射」「画像」「検体検査」「生理検査」
> 「処置」「リハビリテーション」「栄養」「手術」「予約」

など、十数種に及ぶ。
　入力操作は導入されているシステムによって異なるが、簡便なものが多く、短期間のトレーニングで習得可能である。オーダ種によって、職種間での分担や入力者の権限（新規入力、修正、削除など）が決まっているので、配属部署での運用を確認する。また、誤入力は重大な医療事故につながるため、入力に際しては細心の注意が必要である。

1 オーダ入力の実際

　いくつかのオーダ種について、入力例を提示する。

1 処方：急性上気道炎、湿疹

```
新規 【処方】 脳神経外科 中村雅彦 外来 院外 2008/11/27
Rp01
    セフゾンカプセル (100mg)      3カプセル
    ムコダイン錠 (500mg)          3錠
    メジコン錠 (15mg)             3錠
    分3 朝、昼、夕食後 5日
Rp02
    ポンタールカプセル(250mg)     2カプセル
    頭痛時 5回
RP03
    リンデロン-VG軟膏 (0.12%) 5g  3本
    かゆい所
    1日に1〜2回患部に塗布
```

- セフゾン®（抗菌薬）、ムコダイン®（去痰薬）、メジコン®（鎮咳薬）が毎食後に5日分処方されている。
- ポンタール®（鎮痛薬）が頭痛時の頓用で5回分処方されている。
- リンデロンVG®軟膏が、外用で3本処方されている。

2 注射：胃潰瘍

```
新規 【注射】 脳神経外科 中村雅彦 入院 2008/11/27
Rp01         05:00
     点滴注射
     ソリターT3号500ml      1瓶
Rp02         13:00
     点滴注射
     ソリターT3号500ml      1瓶
Rp03         21:00
     点滴注射
     ソリターT3号500ml      1瓶
Rp04         09:00
     静脈注射 ゆっくり
     オメプラール注用20mg    1瓶
     生理食塩液20ml         1管
Rp05         21:00
     静脈注射 ゆっくり
     オメプラール注用20mg    1瓶
     生理食塩液20ml         1管
```

- ソリタ-T3号®(維持輸液) 500 ml 1瓶を5時、13時、21時の1日3回点滴する指示が入力されている。
- オメプラール®(20)(潰瘍治療薬)を1日に2回、9時と21時にゆっくり静注する指示が入力されている。

3 画像：脳腫瘍

```
2008/11/27
新規 【画像】 脳神経外科 中村雅彦 入院 2008/11/28 14:00
MRI検査 脳
  依頼病名：脳腫瘍
  検査目的：術前の精査目的
  画像指示：Axial(T1、T2、FLAIR)
        ：Axial(T1造影)
        ：Sagittal(T1造影)
        ：Coronal(T1造影)
  詳細指示：造影剤 オムニスキャン
        ：MRI問診 異常なし
        ：造影剤問診 異常なし
```

- 術前の精密検査目的に、11/28の14時にMRI検査が入力されている。
- 撮影条件や造影剤名が記載されている。
- 問診上、MRI検査に支障はないこと、さらに造影剤を使用するうえで、アレルギー歴がないことが記載されている。

4 検体検査：肝機能障害

```
新規 【検査】 脳神経外科 中村雅彦 外来 2008/11/27
セット
  肝スクリーニング
  +血球計算 +血糖 +HbA1c

GP1  (至)  全血  血算 (紫)  0.2ml
GP2  (至)  血清  化学 (黄)  0.4ml
GP3  (至)  全血  血糖 (灰)  2ml
```

- 血球検査(血算)と肝機能スクリーニングセット、血糖、HbA_{1c}が入力されている。
- 至急指示(至)がある。

5 生理検査:うっ血性心不全

```
新規 【画像】 脳神経外科 中村雅彦 入院 【緊急】 2008/11/27
生理検査 心臓超音波
    依頼病名:不整脈
    検査目的:心房細動があり、歩行時の動悸、呼吸困難にて入院
    詳細指示:心機能のチェック
            ドプラーあり
```

- 心臓超音波検査が【緊急】で入力されている。
- 「不整脈(心房細動)があり、…」など症状も記載されている。

6 処置:頭部切創

```
新規 【処置】 脳神経外科 中村雅彦 外来 2008/11/27
創傷処理(長径5cm未満 筋肉、臓器に達するもの)
    ポビドンヨード液 (10%)      10ml
    キシロカイン注身液「1%E」20ml   10ml
    ゲンタシン軟膏 (0.1%) 10g     5g
```

- 頭部の骨膜に至る深い切創に対して、縫合が行われた。
- 処置の際に使用した、消毒液、麻酔薬、抗生剤軟膏が記載されている。

7 リハビリテーション:脳梗塞

```
新規 【リハビリ】 依頼 脳神経外科 中村雅彦 入院
    病 名:脳梗塞
    障害名:右片麻痺 完全
    目 的:日常生活動作自立
         :麻痺改善
         :コミュニケーション能力の改善
入院期間:1か月以内
疾患分類:脳血管疾患
Rp01
    理学療法
    ベッドサイド
    開始日 2008/11/27
Rp02
    作業療法
    ベッドサイド
    開始日 2008/11/27
Rp03
    言語療法
    ベッドサイド
    開始日 2008/11/27
```

- 脳梗塞の患者に対し、「麻痺の改善」「コミュニケーション能力の改善」を目的にリハビリテーションが指示されている。
- 理学療法、作業療法、言語療法の3つが指示されており、ベッドサイドから開始するように依頼されている。

8 栄養:糖尿病

```
新規 【指導】 依頼 脳神経外科 中村雅彦 入院 2008/11/27
入院栄養食事指導
    病名:糖尿病
    合併症:高血圧
    身長 168cm
    体重 78kg
    依頼内容:カロリー制限
         :運動療法
         :減塩食
    指導カロリー:1500Kcal
    食事:糖尿病食 塩分制限食
```

- 糖尿病患者に栄養指導が依頼されている。
- 身長、体重が記載され、依頼内容や指導カロリーが記載されている。

⑨ 手術：大腸癌

```
2008/11/27
新規 【手術】 依頼 外科 中村雅彦 入院 2008/12/10
    要求度：計画
    入室予定時間：14：00
    手術所要時間：4時間
    術前病名：大腸癌
    術式：結腸切除（悪性腫瘍手術）
    体位：仰臥位
    依頼医：中村雅彦
    術者：中村雅彦
    麻酔科依頼：あり
    麻酔法：全身麻酔
```

● 大腸癌に対する結腸切除術が手術室に依頼されている。
● 手術時の体位や、麻酔方法に関して指示が入力されている。

❷ 処方せん

医師が処方せんに記載する事項は、医師法施行規則に定められている。

第21条　処方せんの記載事項

医師は、患者に交付する処方せんに、患者の氏名、年齢、薬名、分量、用法、用量、発行の年月日、使用期間及び病院若しくは診療所の名称及び所在地又は医師の住所を記載し、記名押印又は署名しなければならない。

a．従来の記載方法

電子カルテの普及により、処方せんの記載も日本語に統一されてきているが、今でもラテン語やドイツ語の略語が散見される。院内の記載マニュアルを確認するとともに、判読不明な記載については医師に疑義照会をする。「都立病院における診療録記載マニュアル（平成13年東京都衛生局）」に基づき、一般的な処方せんの記載方法をまとめた。

① 内服薬

①内服薬の分量は1日量で記載する。但し頓服薬の分量は1回量を用いる。また、同一薬品に規格の異なる剤形があれば（　）内に規格単位を記載する。

　　例1）セルベックス®3カプセル、分3　朝・昼・夕食後、14日分
　　　　　　　　1日量　　　　用法
　　　　「セルベックス®3カプセル（1日量）を、毎食後に3回に分けて内服しなさい」の意味。

　　例2）マイスリー®（10mg）錠　1錠、不眠時、14回分
　　　　　　　　　　　　　　1回量　用法

②散剤については、原末量で記載する。

　　例1）サワシリン®散　300mg、分3　朝・昼・夕食後、14日分（サワシリン®散
　　　　　　　　　原末量　　用法
　　　　3gは不可）

　　例2）フェノバール®散　50mg、分1　夕食後　14日分（フェノバール®散0.5gは不可）

③内服薬の服用回数は、1日3回の場合「分3」と記載し「3×」は使用しない。服用時点は、朝・昼・夕・就寝前、食前・食間・食後、疼痛時などと日本語で記載する。

2 外用薬

湿布、軟膏、坐剤、点眼薬などの外用薬は、総量と、用法を記載する。

例1）ボルタレン® 坐剤(25 mg) <u>5個</u>、<u>38.5℃以上の時1回1個挿入</u>
　　　　　　　　　　　　　　　総量　　　　　用法

例2）クラビッド® 点眼薬　2本、1回1滴、1日3回、右眼に点眼

3 注射薬

①用量の単位は、g、mg、μg、％、ml、IUなどを用いるが、剤形単位で示す場合は、原則としてアンプル、バイアル、ボトル、本、袋など日本語で記載する。また、同一薬品に規格の異なる剤形があれば、（　）内に規格単位を記載する。

②投与回数は、「1日2回朝・夕」などと記載し、「×2/日」は用いない。

例1）パンスポリン® <u>1gバック</u>、<u>1日2回　朝・夕</u>、点滴静注
　　　　　　　　　　1回量　　　　　用法
　　「パンスポリン® 1gバックを、1日に2回点滴静注しなさい」の意味。

例2）ソリタ®T3号(500 ml)1本、1日3回、8時間ごと

③点滴注射では、点滴速度や点滴時間を正確に記載する。

処方せんの記載方法

> 内服薬：1日量を記載し、分2、分3などと記載する。頓服は1回量を記載する。
> 注射薬：1回量を記載し、1日に2回、3回などと記載する。

わが国の処方せんの記載方法は、内服薬については1日の総量を記載し、注射薬は1回量を記載するのが慣例になっている。一方、国際的には、内服薬も1回量を記載するのが標準になっており、厚労省の「内服薬処方せんの記載方法の在り方に関する検討会」が議論を進めており、今後、国際標準に変更される可能性もある。

現在でも使われる可能性のある略語

Rp；Recipe(処方)	A；Ampoule(アンプル)
M；Morgen(朝)	V；Vial(バイアル)
A；Abend(夕)	B；Bottle(ボトル)
v.d.E；vor dem Essen(食前)	iv；intravenous injection(静注)
n.d.E；nach dem Essen(食後)	div；drip intravenous injection(点滴)
v.d.S；vor dem Schlafen(眠前)	im；intramuscular injection(筋注)
T；Tablet(錠)	sc；subcutaneous injection(皮下注)
Cap；Capsule(カプセル)	

> 「ロキソニン錠　3T、3×n.d.E、7T」の意味は？
> 　3T の T は Tablets(錠；英語)で、7T の T は Tagen(日；ドイツ語)の意味。n.d.E は nach dem Essen(食後；ドイツ語)の略。短い一行の中に、日本語、英語、ドイツ語が混在している。「ロキソニン錠　3錠、分3毎食後、7日分」と日本語で記載したい。

b．新しい記載方法

　前述のように、処方せんに記載する事項は医師法施行規則に定められている。しかし、記載方法については、医療機関や医師によってまちまちで、分量や用法も省略した形式で書かれることも多かった。そのため、伝達ミスによる薬剤の誤投与が後を絶たなかった。そこで、厚労省の諮問機関である、「内服薬処方せんの記載方法の在り方に関する検討会」が議論を重ね、統一した望ましい記載方法として、報告書の中で次の基準を提示した(平成22年1月29日)。

① 　**内服薬の分量は、注射薬と同様に、1回量を記載する。**
　　(旧)　セルベックス　3錠、分3毎食後、14日分
　　(新)　セルベックス　1錠、1日3回毎食後、14日分
② 　**散剤および液剤の分量は、原薬(原末)量ではなく製剤量を記載する。**
　　(旧)　フェノバール散(10%)　100 mg、分1夕食後、14日分
　　(新)　フェノバール散(10%)　1 g、1日1回夕食後、14日分
③ 　**記載にあたっては、情報伝達エラーを生じる可能性のある記載は禁止し、日本語で明確に記載する。×3、3×などの使用を禁止。**

　厚労省は、今後はこの報告書に則った方法で記載するように、全国の医療機関に通知を出している。院外の調剤薬局には、さまざまな処方せん依頼が来るため、基準が徹底されるまでは、分量は「1日量なのか、1回量なのか」「原薬量表示なのか、製剤量表示なのか」を処方せんにわかるように明示する必要がある。

> **原薬量と製剤量**
> 　薬剤の中には、原薬にでんぷんや乳糖などの賦形剤を加えて、飲みやすい形にして製品化されているものも多い。例えば、抗てんかん薬のS散剤は年齢や症状に応じて、原薬量として、400〜1,200 mg が使用される。使用範囲の広い薬である。原薬に賦形剤が添加され、1g の製品に 400 mg の原薬が含まれるように製品化されている(40%製剤)。この薬剤を医師が処方せんに次のように記載したとする。
> 　　　　　S散剤(40%)　1,000 mg、1日1回夕食後、14日分
> 　記載方法が統一されていないと、薬剤師は 1,000 mg が原薬量を示すのか、製剤量なのかの判断ができず、誤投薬につながる危険がある。因みに、1,000 mg が原薬量を示すと判断す

れば、製剤に換算して2.5gを調剤する。製剤量を示すと判断すれば、そのまま製剤の1,000mg（1g）を調剤する。患者に投与される原薬量は、2.5倍異なることになってしまう。

3 指示箋・依頼箋

「画像」「生理検査」オーダでは、オーダ時に病名・検査目的・検査条件などの情報をオーダリングシステム上に記載し発行することで、紙の「依頼箋」をなくすことができる。また、各部門では、検査結果を電子カルテサーバに戻し、保険請求は医事システムに送信（実施入力）するため、システム間の連携が必要である。

「リハビリテーション」では、初回の指示は医師が出すが、リハビリテーションの専任医師がいない場合、2回目以降の予約は技師で可とする。「栄養」は入院中の食事は治療の一環と考え、入院時の食事指示は医師が行い、その後は摂取量など経過をみたうえ、看護師が医師に報告し修正入力する。栄養指導依頼箋は、医師または看護師のどちらが入力するかなどの取り決めをしておく。

4 報告書

報告書も従来の紙から、データをサーバなどの電子媒体に保存し各端末に配信することで、情報の共有が可能となる。ペーパーレスを念頭におくと、オーダリング業務は整理しやすい。但し、同意書など患者の署名が必要な書類や、スキャナー取り込みした心電図や病理の報告書、紹介状などは原本を保存する必要がある。

「発生源入力」と「承認入力」

電子カルテにおける入力は発生源入力（指示や行為が行われた時間・場所での入力）が原則になるため、医師の入力業務の負担は膨大なものになる。そのため、時間外や緊急時など医師の入力が困難な状況においては、口頭指示受け票や処置伝票を残し、看護師が記入後、医療事務員が入力するなどの運用面での対応が必要になる。但し、医師以外の職種が「代行入力」を行った場合は、医師による「承認入力」が必要で、一覧表で代行入力された項目は朱色で表示され、医師が確認すると黒表示に変わるなどの「承認入力」の機能が、電子カルテには備わっていなければならない。

Ⅱ. 入力業務の分担

オーダリングの運用にあたっては、オーダ種ごとに入力の権限を決める。新規入力の権限、修正・削除の権限、修正ロックの解除者、実施入力者をオーダ種ごとに一覧表にまとめる。発生源入力が基本になるため、新規入力者は医師になるが、修正・削除の権限をどの程度まで薬剤師や放射線技師などのコメディカルに与えるかは、入力ミスなど患者安全

管理の点から十分検討して決める必要がある。各病院で運用基準書が作成されている。

修正・削除もすべて医師入力としてしまうと、医師の負担が増え、診察時間の超過のため他の業務に支障が生じる。①「病名」の転帰や日付の修正は、医師に確認後、医師事務作業補助者による代行入力を認める、②「処方」の用法・コメントの変更は、薬剤師の代行入力を可とする、③「画像」の撮影条件の変更は、放射線技師の代行入力を認める、など職員間での運用規定が必要になる。

1 入力権限

医師事務作業補助者が入力をする際、入力時の転記ミス（誤入力）を防ぐため、事後入力は問題ないとしても、事前入力は「医師」を原則とする。例えば、「処方」「注射」の事前のオーダ時には、「アマリール（糖尿病治療薬）」→「アルマール（抗不整脈薬）」、「ウテメリン（子宮収縮抑制薬）」→「メテナリン（子宮収縮薬）」などの転記ミスを防がなければならない。事後入力の例としては、夜間、医師が不在で入力ができずに、看護師が口頭指示を受けて点滴を行った場合や、病棟回診時に行った創傷処置の内容を、処置伝票に基づいて入力する場合などが考えられる。これらは、患者安全の点からすれば、既に患者に対しての医療行為は行われているので、医師事務作業補助者の入力でも差し支えない。

入力権限の原則(1)

> 事前入力は医師入力
> 事後入力は医師事務作業補助者による代行入力も可

入力権限の原則(2)

> 事前入力を、医師事務作業補助者が代行入力する場合は、必ず医師の「承認（確認）入力」を求める

オーダの事前入力は、原則医師であるが、医師事務作業補助者が代行入力をするケースとして、①医師が手書きした紙カルテ・指示箋に基づく入力、②医師に陪席しての口述速記、が考えられる。①の場合、医師の記載が判読不能なほど、悪筆の場合が想定される。その際の疑義照会は口頭ではなく、指示箋を医師に見せたうえで内容を確認する。②の場合は登録・発行の前に、記載画面を医師に確認してもらうことを徹底する。注射薬の「半筒（ハントウ）」を「3筒（サントウ）」と聞き間違えるなど、口頭での確認は、患者の生命に影響を及ぼす重大事故につながりかねない。

日付を指定しないで、未来の採血、X線検査（日未定の未来オーダ）を医師が入力し、後日、患者が受診した際に、日付を確定し発行することは、院内で共通した運用基準が定められていれば、医師以外が行っている場合も多い。但し、カルテの真正性を確保するため、いずれの場合も医師の「承認入力」が求められる。

2　修正権限

　オーダを発行後に修正する際、どのタイミングで誰が修正権限をもつかを明確にしておく必要がある。例えば、「注射」指示の場合、注射箋が発行されるまでは医師による修正が可能であるが、注射箋が発行されてしまってから薬剤が払い出されるまでは、「医師が薬剤師に連絡して、薬剤師が修正可能な状態にカルテを戻す」必要がある。処方箋が発行された後に、医師が薬剤師に連絡せずに修正を行うと、二重に投薬されてしまう危険があるからである。薬剤が払い出されて病棟に上がってしまったら、「医師が看護師に中止を連絡したうえで、医師が中止する」など運用の取り決めが大切である。

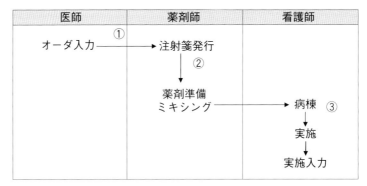

●オーダ修正の手順●

①の場合：注射箋が発行される前であれば、医師による修正が可能。
②の場合：既に注射箋が発行されて、薬剤師による調剤が行われた場合には、医師は「薬剤科に連絡してロックを解除してもらい、その後修正する」必要がある。医師は勝手にロックをはずせない。
③の場合：薬剤が病棟に上がっている場合は、医師が看護師に中止の連絡をした後、カルテに中止を入力し、新しいオーダを発行する。

3　入力分担

1　新規入力の原則

①事前オーダ入力：医師または、医師事務作業補助者の代行入力（医師の承認入力が必須）。
②事後入力：医師事務作業補助者の代行入力（同上）も可。

2　修正入力

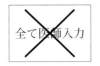 ⇨ 医師の業務負担増
↓
他の業務の停滞
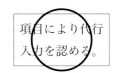

3 実施入力の原則

①行為の実施者が入力する(外来・病棟の注射実施入力 ⇒ 看護師など)。
②但し、時間外や患者急変時など入力業務ができないときは、処置伝票などに記載しておき、事後の医師事務作業補助者による入力も可とする。

オーダ種	内容	操作	医師	外来看護師	病棟看護師	クラーク	薬剤師	放射線技師	検査技師	リハビリ技師	栄養士	臨床工学士	健診担当
検体検査	外来基本	新規入力	◎										◎
		採取ラベルの発行		◎					◎				
		採取管準備&採取		◎					◎				
		検体の搬送		◎					◎				
	検査のみ受診	事前入力(日未定)	◎										
		確定入力	◎	○									
	診察前検査	事前入力(日未定)	◎										
		確定入力	◎	○									
		当日入力	◎										
	後日持参検査	事前入力(日未定)	◎										
		確定入力	◎	○									
	入院基本	新規入力	◎										
		採取ラベルの発行	◎		○								
		採取管の病棟運搬							(◎)				
	各科検査	結果入力	◎										
	検査中止	採取直前	◎										
		到着確認後							◎				
		会計終了後											
	修正入力	ラベル発行前	◎										
		ラベル発行後	不可										
		実施済み後	不可										
	術中検査	入力	◎										
画像・生理検査	予約外検査	新規入力	◎	○									
		診察前検査入力	◎	○									
	オープン検査	新規入力	◎										◎
		患者説明	◎	◎	◎								
		予約の変更・中止						◎	◎				
	クローズ検査	新規入力											
		患者説明											
		予約の変更・中止											
	受付業務	放射線科の受付者						◎					
		生理検査の受付者							◎				
		病棟撮影の受付者						◎					
		病棟検査の受付者							◎				
	実施入力	放射線科の実施入力者						◎					
		生理検査の実施入力者							◎				
	時間外検査	入力者	◎										
	オーダーの修正	修正ロック解除者							◎				
		修正入力者	◎						○				
処方	入院 定期処方	新規入力	◎										
		修正入力	◎										
	臨時処方	新規入力	◎										
		修正入力	◎										
	緊急時間外処方	新規入力	◎										
		修正入力	◎										
	先渡し/常備薬処方	新規入力	○			◎							
		修正入力	○			◎							
	退院処方	新規入力	◎										
		修正入力	◎										
	修正ロック	解除者(時間内)					◎						
	外来 院内・院外	新規入力	◎										
		修正入力	◎										
	先渡し/常備薬処方	新規入力	◎										
		修正入力	◎										
	入院中他科処方	新規入力	◎										
		修正入力	◎										
	Do処方の運用	入力	◎										

● 入力権限一覧(例) ●

オーダ種ごとに、新規入力、修正入力、修正ロックの解除、実施入力の権限が一覧表にまとめられている。「画像・生理検査」では、新規入力の主たる権限者(◎印)は医師である。検査予約の変更や中止は、技師にも権限が与えられている。検査後の実施入力者は技師であり、最終的な検査項目、撮影条件、撮影枚数などを入力する。
 また、オーダ発行後の修正ロックの解除者は技師であり、「処方」と同様、医師は発行後に勝手にロックを解除し修正することはできない。技師、薬剤師への連絡が必要である。○印は条件つきで権限を有する者を示す。

chap. 16~17 書類作成業務

> 「診断書」「指示書」など院内で使われている書類の種類を知り、記載する事項を理解する。

I. 書類の種類

　書類作成は、電子カルテの代行入力とともに、医師が医師事務作業補助者に期待する重要な業務の1つである。書類は利用目的から、①診断書、②指示書、③意見書、④診療情報提供書、⑤検査・処置説明同意書、に大別される。

1 診断書
　生命保険診断書（入院・通院）
　自動車損害賠償責任（自賠責）保険診断書
　病院一般診断書
　健康診断書
　死亡診断書
　その他（施設入所診断書、鉄砲申請者診断書など）

2 指示書
　訪問看護指示書
　リハビリテーション総合実施計画書
　栄養指導指示書
　その他（マッサージ施術同意書、弾性着衣等装着指示書など）

3 意見書
　介護保険主治医意見書
　身体障害者診断・意見書
　傷病手当金意見書
　その他（特定疾患意見書、養育医療意見書など）

4 診療情報提供書

5 検査・処置説明同意書
　上部消化管検査
　大腸内視鏡検査
　EPCP検査
　造影剤使用に関する説明同意書
　輸血に関する説明同意書
　その他、多数

●入院時記載が必要な書類の例

　75歳で、軽度の認知症があり施設入所をしている女性が、朝から意識レベルが低下し、右の半身麻痺が出現したため嘱託医から紹介となった。頭部CTにて、左側の大脳に200 mℓほどの慢性硬膜下血腫を認めたため、入院・緊急手術予定となった。医師は他の患者の外来診察と並行し、入院患者および家族に手術の説明、必要書類の記載・承認を行わなければならない。

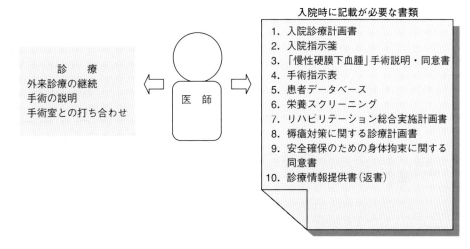

　この症例では、入院に際し記載が必要な書類は、10種類あった。入院診療計画書や指示書、患者データベースなどはすべての患者に必要である。さらに、高齢者では、褥瘡や不穏時の身体拘束に関する説明・同意書も必要になる。診療内容は以前とは変わらないが、記録を残す必要から、記載すべき書類は各段に増えている。退院時には、退院時要約や療養指導書、入院証明書などの作成も求められる。多くの時間がこの書類作成に費やされていると感じている医師も多い。

II. 記載事項

院内にはこのように多種多様の文書類が存在するが、原稿作成にあたり、すべての文書に共通して確認しておく事項を列挙する。

①患者属性(氏名、性別、生年月日、など)
②既往歴
③診断名と発症日
④主訴および初診時の所見
⑤症状経過
⑥手術名、手術日

⑦処方内容
⑧入院期間

　患者属性や病名は、紙のカルテであれば表紙(1号用紙)に記載されている。電子カルテを導入している病院では、多くのカルテが「文書作成」機能を有しており、事前に文書の雛型(テンプレート)が登録されている。患者属性や病名、入院期間、処方内容などは患者ごとに自動入力されるようになっているので利用する。主訴および初診時の所見、症状経過はカルテを参照しながら、それぞれ100〜200文字程度で簡潔にまとめる。入院患者では、中間サマリーや退院時サマリーも参考にするとよい。
　紙カルテであれば書類原本には直接記入せず(医師が確認の後、清書するため)、付箋に記載し貼り付けておく。電子カルテの場合は、テンプレートに直接記載し、医師に連絡をする。その後、医師は必要な個所を修正し、承認入力を行う。

III. 書類作成時の留意点

　医療書類は診療録と同様に公的な文書とされ、記載事項は診療にあたる多くのスタッフに共有され、また情報開示の対象となることから、作成にあたっては次の点に留意する。
①第三者(患者・家族も含め)も読めるように、きれいで読みやすい楷書を用い、日本語で記載する。
②外国語の使用は病名や人名に限定する。医療者以外が目にすることの多い書類では、ローマ字ではなく、わかりやすいカタカナで表記する。
③略語の使用は最小限とし、普遍的に医学辞典で認められているものに限定する。②と同様に医療者以外が目にすることの多い書類では、略語は避け正式名称を用いる。
④意味不明な造語、仲間内だけの隠語(職業語)などは使用しない。
⑤事実に反することは記載しない。虚偽記載は刑法の公文書偽造(第155条)、虚偽公文書作成(同156条)、虚偽診断書等作成(同160条)などで処罰の対象になる。

IV. 書類例

1 生命保険診断書

　生命保険診断書(入院証明書)は保険会社により様式が異なるため、電子カルテ導入病院では、各社共通の入院証明書をテンプレートとして登録している場合が多い。事前に確認を取る必要があるが、「○○の簡易保険は医師の署名を自筆でお願いします」「□□会社のがん保険は原本に記載してください」などは少数で、ほとんどが共通診断書の使用が可能である。
　患者属性、入院期間などtagが挿入されている箇所は、自動的にデータが取り込まれる

入院証明書(診断書)

1 氏 名	&tagPatName& カルテ番号(&tagPatNo&)	&tagPatSex&	生年月日	&tagPatBirth&

2	傷 病 名		傷病発生年月日
ア 入院の原因となった傷病名			年 月 日
イ アの原因			
ウ 合併症			
エ 確定診断日	上記2-アの傷病名が厚生労働省指定の特定難病の場合 確定診断日をご記入下さい。		

3 診療期間	初 診	〜	( )
4 入院期間	第1回入院 &tagPatAdmDate&	〜 &tagPatAdmFinalDate&	( )
	第2回入院	〜	( )
	第3回入院	〜	( )

5 退院理由、退院時の状況等	□(1)治癒退院	略 治 退 院・軽 快 退 院			□(5)入院中	(6) 転院・転科	□(7)その他
		□(2)通院・療養とも不要	□(3)要通院	□(4)要療養		□入院 □通院	

6 前 医		初診年月日		医療機関名		医師氏名	

7 発病(受傷)から初診までの経過 (いつごろからどのような症状があったか記入してください)

8 初診時の所見及び経過 (治療内容、検査内容及び検査成績、経過等を記入してください)

傷病名が乳房の悪性新生物の場合:最終病理組織診断名( ) TNM分類(,)

9今回の傷病に関して実施した手術	手術の種類	□(1)開頭術 □(2)穿頭術 □(3)開胸術 □(4)開腹術 (5)□ア 経尿道的 □イ 経腟的 □ウ 内視鏡又はカテーテルによる手術 □(6)その他
	筋骨手術の場合( ) 骨移植術の場合(採骨部位) 筋・腱・靭帯の場合( ) 植皮術の場合( ) 穿頭術の場合( ) 手足指手術の場合( )	
	手術名	左右の別がある部位に対する手術の場合、左・右・両側の別も記入して下さい。 手術日

10 放射線照射	部位	期間	〜	総線量	グレイ

11 既往歴	(有の場合、病名・医療機関名・治療期間等おわかりになれば記入してください。)

上記のとおり証明します。　　　　(郵便番号)　　　　　　　　　　　　　　　平成&tagWarekiYear&年&tagMonth&月&tagDay&日

病院又は診療所名　　所 在 地
(介護老人保健施設　　名 　称
は該当しません。)　　医 師 氏 名　　　　　　　　　　　　　　印
　　　　　　　　　(電話番号)

保険会社御中: 当院では、各社に共通の入院証明書を使用しております。ご不明の点は御連絡ください。　〇〇市立病院

●共通入院証明書の1例●

書類作成業務

ようになっている。「発病から初診までの経過及び初診時の所見」「症状経過等」を医師事務作業補助者は記載する。電子カルテの場合、カルテを参照し必要な事項をコピー＆ペーストして編集する。

2 主治医意見書

半年ごとに定期的な見直しが必要な書類に、介護保険主治医意見書がある。このような書類もテンプレートを電子カルテに登録し、履歴を残しながら上書きしていくと便利である。

主治医意見書　　　　　　　　　　年　　月　　日　　　　　　　記入日　平成&tagWarekiYear&年&tagMonth&月&tagDay&日

申請者	(ふりがな)　&tagPatKanaName& &tagPatName& &tagPatBirth&　　　生（&tagPatAge&歳）	&tagPatSex&	&tagPatAddr& 連絡先　&tagPatPhone&

上記の申請者に関する意見は以下の通りです。
主治医として、本意見書が介護サービス計画作成に利用されることに　☐ 同意する。　☐ 同意しない。

医師氏名 ＿＿＿＿＿＿＿＿＿＿＿＿＿＿＿＿＿＿＿
医療機関名 ＿＿＿＿＿＿＿＿＿＿＿＿＿＿＿＿＿　電話 ＿＿＿＿＿＿＿＿＿＿＿＿＿＿
医療機関所在地 ＿＿＿＿＿＿＿＿＿＿＿＿＿＿　FAX ＿＿＿＿＿＿＿＿＿＿＿＿＿＿

(1)最終診察日	
(2)意見書作成回数	☐ 初回　　　　☐ 2回目以上
(3)他科受診の有無	☐ 有　☐ 無 (有の場合)→ ☐ 内科 ☐ 精神科 ☐ 外科 ☐ 整形外科 ☐ 脳神経外科 ☐ 皮膚科 ☐ 泌尿器科 ☐ 婦人科 ☐ 眼科 ☐ 耳鼻咽喉科 ☐ リハビリテーション科 ☐ 歯科 ☐ その他（　　　　　）

1.傷病に関する意見

(1) 診断名　(特定疾病または生活機能低下の直接の原因となっている傷病名については1.に記入)及び発症年月日
　1. ＿＿＿＿＿＿＿＿＿＿＿＿＿＿＿＿＿＿＿＿＿＿＿　発症年月日　（　　　　　　頃）
　2. ＿＿＿＿＿＿＿＿＿＿＿＿＿＿＿＿＿＿＿＿＿＿＿　発症年月日　（　　　　　　頃）
　3. ＿＿＿＿＿＿＿＿＿＿＿＿＿＿＿＿＿＿＿＿＿＿＿　発症年月日　（　　　　　　頃）

(2)症状としての安定性　　　　　☐ 安定　　　☐ 不安定　　　☐ 不明
（「不安定」とした場合、具体的な状況を記）

(3)生活機能低下の直接の原因となっている傷病または特定疾病の経過及び投薬内容を含む治療内容
〔最近(概ね6ヶ月以内) 介護に影響のあったもの 及び 特定疾病についてはその診断の根拠等について記入〕

●介護保険主治医意見書の1例●

3 説明同意書

検査、処置の説明同意書は、内容が既に紙に印刷されたものや、電子カルテに登録されている場合が多く、記入事項は検査の日時程度である。

患者様控え

MRI検査を受けられる皆様へ

MRI検査とは
(1) MRI検査とは、生体に磁気をかけることにより、体内に含まれる水素原子から発生する情報をコンピューターで処理し画像を得るという新しい検査です。
体の内外に金属があると検査できない場合があります。
(2) 放射線は一切使用しませんので、被曝の心配はありません。現在知られている限り人体に障害をおよぼした報告もなく安全な検査とされています。

検査当日の服装など
(1) MRIは強い磁石を利用するため金属類を体につけたままで、検査をすることは出来ません。
検査時は専用の検査着に着替えていただきます。
(2) 検査着に着替えてからは、次のものを身に付けないようにして下さい。

金属類	時計、眼鏡、補聴器、小銭、ライター、入れ歯、携帯電話など
磁気カード	キャッシュカード、テレフォンカード、診察券（カード）など
装身具	ネックレス、ヘアピン、指輪、ブレスレット、ブラジャーなど
健康器具	使い捨てカイロ、磁気ネックレス、エレキバン、コルセットなど

(3) 化粧品で検査の妨げになる物がありますので、当日は化粧をしないで来院して下さい。
また、コンタクトレンズは可能な限りはずしてきて下さい。

検査当日の食事
◎**造影剤は使用しない検査ですので、食事は普通にとりお出かけ下さい。**

検査中の注意
(1) 検査時にお好きな音楽を聞いて検査ができます。音楽用CD/MDをご持参の方はお申し出下さい。
(2) 検査時は20分ほどかかります。この間は動かないで下さい。動かれると正確な画像が得られず、診断に影響を与える恐れがあります。小児や閉所恐怖症の方は睡眠薬を使用する場合もあります。
(3) 検査中、トントン・コンコンなど音が出ますが、機械の作動音ですので心配せず安静にお願いします。

注意事項を理解されたら下記に署名をお願いいたします。

平成&tagWarekiYear&年&tagMonth&月&tagDay&日

お名前 _____ 体重（　　　　　）kg

代理者（間柄）_____ （　　　　　）

&tagPatName& 様の検査時間は

　　　　　　　　　　　　　　からです。

検査15分前には受診している科の外来にお越し下さい。
予定日に都合が悪くなった場合はお早めに受診外来へ御連絡下さい。

○○市立病院

● 検査同意書の1例（MRI検査同意書）●

4 退院時要約(サマリー)

　患者の退院時に、必ず記載しなければならないものに退院時要約(サマリー)がある。他科の医師やコメディカルが、患者の入院中の経過や、問題点を知るうえで大切な文書である。また、外来で治療を継続するためにも情報源として必須である。長期入院や重症例では記載事項も多くなるが、A4用紙に1〜2枚で要領よくまとめる。(財)日本医療機能評価機構でも「退院2週間以内の退院時サマリーの整備率が100％であること」を評価基準としてきた。

　退院時サマリーは、受け持ち患者の多い医師などからは、下書きを求められることもあり、記載する内容や範囲について事前に医師と打ち合わせをする。

● 退院時サマリーの1例 ●

chap. 18~23 医学一般

> 医学一般では、代行入力、書類作成時に必要な医学用語を、「病名」「症状所見」を中心に分野ごとに習得する。

電子カルテ、オーダリングシステムの代行入力や、各種書類を作成する際に、医学や薬学に関する臨床的な知識が必要になる。医療のIT化に伴い、MEDISでは医療機関同士での診療情報の共有を図るため、病名や用語の標準化を進め「標準マスター」として公表している。平成24年4月現在では、医科に関しては次の10項目について標準化が行われている。

> 病名/手術・処置/臨床検査/医薬品/医療機器/看護実践用語＜看護行為編＞＜看護観察編＞/症状所見＜身体所見編＞/画像検査/J-MIX（電子保存された診療録情報の交換のためのデータ項目セット）

本テキストでは「病名」「症状所見」について、カルテや書類を記載する際に使われる用語を中心に、医師事務作業補助者として覚えておきたい医学用語をMEDISマスターを参考に分野ごとにまとめた。また、備考欄に必要に応じ注釈を入れたので参考にされたい。

【分野】
①バイタルサイン・循環器系
②脳神経系
③消化器・内分泌・血液系
④筋・骨格系
⑤皮膚・眼科・耳鼻咽喉科系
⑥泌尿・生殖器系

6つの分野で、収載されている用語は930余である。短時間の講義ですべてを理解するのは困難であり、6ヵ月の臨床研修を通じて、まず自分が担当する分野から習得して頂きたい。

(1) バイタルサイン・循環器系

大分類	中分類	小分類	基本用語	ふりがな	備考	値	単位
バイタルサイン	症状・所見	意識状態	意識	いしき	清明、傾眠、混迷、昏睡（半昏睡、深昏睡）		
			JCS (Japan Coma Scale)	ジェイシーエス（ジャパンコーマスケール）	意識障害の程度を1～300の数字で表現する	1・2・3・10・20・30・100・200・300	
			GCS (Glasgow Coma Scale)	ジーシーエス（グラスゴーコーマスケール）	意識障害の程度を3～15点で表現する　E：開眼機能、V：言語機能、M：運動機能の合計点	3～15	点
		特殊な意識状態	せん妄	せんもう	意識混濁に、幻覚や錯覚がみられる状態	あり・なし	
			失神	しっしん	脳の血流障害（脳貧血）や強い精神的ショック、肉体的打撃で生じる。意識消失、気絶	あり・なし	
			ヒステリー発作	ひすてりーほっさ	不快感の表現として、意識障害や麻痺、発熱・嘔吐などの精神的あるいは身体的反応が起こる状態	あり・なし	
			除脳硬直	じょのうこうちょく	中枢神経（主に中脳、橋）の障害により生じ、昏睡状態とともに両上下肢の伸展位をとる	あり・なし	
			植物状態	しょくぶつじょうたい	呼吸・循環・消化機能は正常に近いが、強い意識障害により意思の疎通がとれず、自力での食事・移動ができず、眼球は動いても認識せず、声は出すが意味のある発語が不可能な状態が3ヵ月以上続く状態	あり・なし	
			遷延性意識障害	せんえんせいいしきしょうがい	植物状態	あり・なし	
		脈拍	脈拍数	みゃくはくすう	頻脈：100/分以上、徐脈：60/分以下	数値	回/分
			脈拍触知	みゃくはくしょくち	頸動脈、上腕動脈、橈骨動脈、大腿動脈、膝窩動脈、足背動脈で触知の有無を記載する	ふれる・弱いふれない	
			不整脈	ふせいみゃく	期外収縮、心房細動など	あり・なし	
			左右差	さゆうさ		あり・なし	
		血圧	最高血圧	さいこうけつあつ	収縮期血圧	数値	mmHg
			最低血圧	さいていけつあつ	拡張期血圧	数値	mmHg
			測定部位・方法	そくていぶい・ほうほう	血圧の測定体位は、座位、臥位、立位がある。測定方法には聴診、触診、観血法がある		
			高血圧	こうけつあつ		あり・なし	
			低血圧	ていけつあつ		あり・なし	
			起立性低血圧	きりつせいていけつあつ	起立した際に血圧の急激な低下（典型例では20/10 mmHg以上の低下）がみられる状態	あり・なし	

大分類	中分類	小分類	基本用語	ふりがな	備考	値	単位
		体温	体温	たいおん	一般的な腋窩のほか、口腔内、直腸内、耳での測定法がある	数値	℃
		呼吸	呼吸数	こきゅうすう		数値	回/分
			吸気性呼吸困難	きゅうきせいこきゅうこんなん		あり・なし	
			呼気性呼吸困難	こきせいこきゅうこんなん		あり・なし	
			起座呼吸	きざこきゅう	臥位では呼吸が困難なため、座った状態で呼吸すること。心不全や気管支喘息などで起こる	あり・なし	
			肩呼吸	かたこきゅう	呼吸困難が強度になると、あらゆる呼吸筋を動員しようとするため肩の上下運動を伴った呼吸になる	あり・なし	
			努力呼吸	どりょくこきゅう	強度の呼吸困難時に、胸郭を大きく動かしながら、安静時では使用されない呼吸筋を動員して行う呼吸	あり・なし	
			過換気	かかんき	神経症や呼吸中枢の異常により発作的に呼吸数が早くなる状態 過換気症候群	あり・なし	
			周期性呼吸	しゅうきせいこきゅう	規則的な呼吸と呼吸停止が周期的に繰り返されるもの	あり・なし	
			チェーン・ストークス呼吸	ちぇーん・すとーくすこきゅう	交代性無呼吸。浅い呼吸から深い呼吸、再び浅くなり、呼吸停止という周期を繰り返す。中枢神経の低酸素症が原因	あり・なし	
			クスマウル大呼吸	くすまうるだいこきゅう	異常に深大な呼吸が規則正しく連続する状態。糖尿病性ケトアシドーシス、尿毒症、昏睡時などに認められる	あり・なし	
			下顎呼吸	かがくこきゅう	最大の呼吸量を得ようとして、吸気の度に下顎を下方に動かし口をあける状態。危篤状態	あり・なし	
			呼吸停止	こきゅうていし		あり・なし	
		酸素飽和度測定	酸素飽和度	さんそほうわど	体表からはパルスオキシメータで飽和度を測定する	数値	%
体型	症状・所見		身長	しんちょう		数値	cm
			体重	たいじゅう		数値	kg
			BMI(Body Mass Index)	びーえむあい(ボディマスインデックス)	身長 H(m)、体重 W(kg)としたとき、BMI=W/H²	数値	
			栄養状態	えいようじょうたい		良・不良	
			肥満	ひまん	やせ、るいそう	あり・なし	
			頭囲	とうい		数値	cm

大分類	中分類	小分類	基本用語	ふりがな	備考	値	単位
体位	症状・所見		胸囲	きょうい		数値	cm
			腹囲	ふくい		数値	cm
			起立	きりつ		可能・不可能	
			立位	りつい		可能・不可能	
			座位	ざい		可能・不可能	
			起座位	きざい	座位よりし前かがみになった体位で、テーブルや机などに枕をおいて寄りかかりやすくした姿勢	可能・不可能	
			仰臥位	ぎょうがい	あおむけ	可能・不可能	
			腹臥位	ふくがい	うつぶせ	可能・不可能	
			側臥位	そくがい		可能・不可能	
			寝返り	ねがえり		可能・不可能	
顔貌	症状・所見		顔面色調	がんめんしきちょう	紅潮、蒼白、黄染など	正常・異常	
			チアノーゼ	ちあのーぜ	血液中の酸素の減少により、皮膚や粘膜が青紫色になった状態	あり・なし	
			末端肥大症様顔貌	まったんひだいしょうようがんぼう	前額、頬骨、下顎骨が突出して、鼻・口唇が肥大している状態	あり・なし	
			苦悶様顔貌	くもんようがんぼう		あり・なし	
			苦悩様顔貌	くのうようがんぼう	発熱や精神疾患者で、表情に活気がなく周囲に無関心な顔貌	あり・なし	
			無欲状顔貌	むよくじょうがんぼう	パーキンソン症候群においてみられる表情に乏しい顔貌	あり・なし	
			仮面様顔貌	かめんようがんぼう	ステロイドホルモンの過剰により顔に脂肪が沈着し、満月のように丸くなった状態	あり・なし	
			満月様顔貌	まんげつようがんぼう	甲状腺機能低下症で、皮膚は乾燥し頭髪と眉毛が薄くむくんだ状態	あり・なし	
			粘液水腫顔貌	ねんえきすいしゅがんぼう	破傷風の際みられるひきつけ笑い。口が開かず、表情筋が痙攣するため、苦笑いをしているようにみえる	あり・なし	
			テタヌス性顔貌	てたぬすせいがんぼう		あり・なし	
心臓	症状・所見		拍動	はくどう	心臓が周期的に収縮・弛緩し脈を打つこと	あり・なし	
			不整脈	ふせいみゃく	心拍や脈拍のリズムが不規則な状態	あり・なし	
			頻脈性不整脈	ひんみゃくせいふせいみゃく	心房細動、心室細動、心室性頻拍、期外収縮など	あり・なし	
			徐脈性不整脈	じょみゃくせいふせいみゃく	房室ブロック、洞不全症候群など	あり・なし	

大分類	中分類	小分類	基本用語	ふりがな	備考	値	単位
			心音	しんおん		正常、異常	
			I音	いちおん	房室弁（僧帽弁と三尖弁）の閉鎖音	正常、減弱、亢進	
			II音	におん	肺動脈弁と大動脈弁の閉鎖音	正常、減弱、亢進	
			II音分裂	におんぶんれつ	呼吸性、奇異性、固定性分裂	あり・なし	
			III音	さんおん	拡張早期に血液が心室に充満する音	あり・なし	
			IV音	よんおん	拡張後期に心房が強収縮することによって生じる音	あり・なし	
			奔馬調律	ほんばちょうりつ	gallop（ギャロップ）リズム。心不全、虚血性心疾患などで、III音、IV音共に聴かれる状態	あり・なし	
			人工弁音	じんこうべんおん		あり・なし	
			心雑音	しんざつおん		あり・なし	
			収縮期雑音	しゅうしゅくきざつおん	血液が大血管に駆出されるときに生じる雑音	あり・なし	
			拡張期雑音	かくちょうきざつおん	血液が心室や心房に逆流するときに生じる雑音	あり・なし	
			連続性雑音	れんぞくせいざつおん	収縮期、拡張期を通じて続く雑音	あり・なし	
			Levine 分類	レバインぶんるい	心雑音の強さを6段階に分類	1/6・2/6・3/6 4/6・5/6・6/6	
			心膜摩擦音	しんまくまさつおん	炎症によりぃ心膜表面に付着した線維素が、心臓の運動で摩擦し合って生じる音	あり・なし	
			血管雑音	けっかんざつおん	胸部血管雑音、頸部血管雑音	あり・なし	
	主な疾患		心不全	しんふぜん	左心不全、右心不全	あり・なし	
			心内膜炎	しんないまくえん	細菌性心内膜炎、非細菌性心内膜炎	あり・なし	
			心臓弁膜症	しんぞうべんまくしょう	僧帽弁狭窄症、僧帽弁閉鎖不全症 三尖弁狭窄症、三尖弁閉鎖不全症 大動脈弁狭窄症、大動脈弁閉鎖不全症	あり・なし	
			心膜炎	しんまくえん	急性心膜炎、慢性心膜炎	あり・なし	
			心筋炎	しんきんえん		あり・なし	
			狭心症	きょうしんしょう		あり・なし	
			心筋梗塞	しんきんこうそく		あり・なし	
			心臓喘息	しんぞうぜんそく	心不全による呼吸困難	あり・なし	

大分類	中分類	小分類	基本用語	ふりがな	備考	値	単位
			肺性心	はいせいしん	肺疾患が原因で肺の血流や換気が低下するため、心臓の負担が増し、特に右心が肥大して弱った状態	あり・なし	
			心筋症	しんきんしょう	心筋の障害による機能不全	あり・なし	
		先天性心疾患	心房中隔欠損症	しんぼうちゅうかくけっそんしょう	ASD	あり・なし	
			心室中隔欠損症	しんしつちゅうかくけっそんしょう	VSD	あり・なし	
			心内膜床欠損症	しんないまくしょうけっそんしょう	ECD	あり・なし	
			動脈管開存症	どうみゃくかんかいぞんしょう	PDA	あり・なし	
			ファロー四徴症	ふぁろーよんちょうしょう	肺動脈狭窄、心室中隔欠損、右心室肥大、大動脈騎乗の4つの奇形	あり・なし	
			完全大血管転位症	かんぜんだいけっかんてんいしょう	TGA	あり・なし	
			総肺静脈還流異常症	そうはいじょうみゃくかんりゅういじょうしょう	TAPVD	あり・なし	
			大動脈弁狭窄症	だいどうみゃくべんきょうさくしょう	AS	あり・なし	
			左心低形成症候群	さしんていけいせいしょうこうぐん	HLHS	あり・なし	
			両大血管右室起始症	りょうだいけっかんうしつきししょう	DORV	あり・なし	
			三尖弁閉鎖症	さんせんべんへいさしょう	TA	あり・なし	
呼吸器	症状・所見		呼吸音	こきゅうおん		正常・異常	
			気管呼吸音	きかんこきゅうおん	乱流による強く粗い音	あり・減弱・消失	
			気管支呼吸音	きかんしこきゅうおん	中等度、風が吹くような音	あり・減弱・消失	
			肺胞呼吸音	はいほうこきゅうおん	微風のような軟らかな低音	あり・減弱・消失	
			呼気延長	こきえんちょう		あり・なし	

大分類	中分類	小分類	基本用語	ふりがな	備考	値	単位
			副雑音	ふくざつおん	肺雑音、ラ音（乾性、湿性）	あり・なし	
			ラ音	らおん	ラッセル音、ラ音の略。肺・気管・気管支の病気の際に、聴診器で聞こえる異常な呼吸音　湿性ラ音、乾性ラ音	あり・なし	
			ストライダー	すとらいだー	大い気管支の狭窄による吸気時の高音性の連続音	あり・なし	
			スクウォーク	すくうぉーく	細い気管支に狭窄があるときの吸気時の高音性雑音	あり・なし	
			胸膜摩擦音	きょうまくまさつおん		あり・なし	
			胸部打診音	きょうぶだしんおん	清音、鼓音、濁音	正常・異常	
			肺肝境界	はいかんきょうかい	鎖骨中線、前腋窩線	数値	肋間
	主な疾患		鼻炎	びえん	急性鼻炎、慢性鼻炎	あり・なし	
			扁桃炎	へんとうえん		あり・なし	
			咽頭炎	いんとうえん		あり・なし	
			喉頭炎	こうとうえん		あり・なし	
			急性上気道炎	きゅうせいじょうきどうえん	感冒、風邪症候群	あり・なし	
			声帯ポリープ	せいたいぽりーぷ		あり・なし	
			咽頭癌	いんとうがん		あり・なし	
			喉頭癌	こうとうがん		あり・なし	
			気管支炎	きかんしえん		あり・なし	
			気管支喘息	きかんしぜんそく		あり・なし	
			気管支拡張症	きかんしかくちょうしょう	細気管支が広範囲にわたって拡張した状態	あり・なし	
			肺炎	はいえん	細菌などの感染後に起こる	あり・なし	
			肺気腫	はいきしゅ	細気管支枝が狭くなり、吸い込んだ空気が出にくくなり、肺胞が過度に膨張した状態	あり・なし	
			肺水腫	はいすいしゅ	心不全による肺うっ血で、肺の組織に体液が溜まった状態	あり・なし	
			肺結核	はいけっかく		あり・なし	
			過敏性肺臓炎	かびんせいはいぞうえん	粉塵により起こるアレルギー疾患で、肺に間質性炎症と肉芽腫を形成する	あり・なし	
			肺癌	はいがん		あり・なし	
			気胸	ききょう		あり・なし	
			胸膜炎	きょうまくえん		あり・なし	

(2) 脳神経系

大分類	中分類	小分類	基本用語	ふりがな		備考	値	単位
脳神経系	解剖	中枢神経	大脳	だいのう		前頭葉、側頭葉、頭頂葉、後頭葉	正常・異常	
			皮質	ひしつ			正常・異常	
			白質	はくしつ			正常・異常	
			基底核	きていかく		レンズ核（被殻、淡蒼球）、尾状核など	正常・異常	
			小脳	しょうのう			正常・異常	
			間脳	かんのう		視床、視床下部、下垂体	正常・異常	
			脳幹	のうかん		中脳、橋、延髄	正常・異常	
			脊髄	せきずい		頸髄、胸髄、腰髄、仙髄、尾髄	正常・異常	
		末梢神経	運動神経	うんどうしんけい			正常・異常	
			感覚神経	かんかくしんけい			正常・異常	
			自律神経	じりつしんけい		交感神経、副交感神経	正常・異常	
		脳神経	脳神経	のうしんけい		大脳底部、脳幹から12対出る。嗅(Ⅰ)、視(Ⅱ)、動眼(Ⅲ)、滑車(Ⅳ)、三叉(Ⅴ)、外転(Ⅵ)、顔面(Ⅶ)、内耳(Ⅷ)、舌咽(Ⅸ)、迷走(Ⅹ)、副(Ⅺ)、舌下(Ⅻ)	正常・異常	
		髄膜	髄膜	ずいまく		脳と脊髄を覆う膜	正常・異常	
		髄液	髄液	ずいえき			正常・異常	
	症状・所見	嗅神経	嗅力障害	きゅうかくしょうがい			あり・なし	
		視神経	視力低下	しりょくていか			あり・なし	
			視野欠損	しやけっそん		同名半盲、両耳側半盲、1/4半盲	あり・なし	
			全盲	ぜんもう			あり・なし	
脳神経		動眼神経	瞳孔	どうこう			数値	mm
			散瞳	さんどう		散大	あり・なし	
			縮瞳	しゅくどう		縮小	あり・なし	
			不同	ふどう			あり・なし	
			対光反射	たいこうはんしゃ		光の刺激により瞳孔が散大したり、縮小したりする反射	正常・遅鈍・消失	
		動眼・滑車・外転神経	外眼筋麻痺	がいがんきんまひ		内直筋、外直筋、上直筋、下直筋、上斜筋、下斜筋麻痺	あり・なし	
			眼位	がんい		内偏位、外偏位	正常・異常	
			共同偏視	きょうどうへんし		両眼が一方向をにらむような位置に偏位している状態	あり・なし	
			眼振	がんしん		水平性、垂直性、回旋性、上方、下方	あり・なし	

大分類	中分類	小分類	基本用語	ひらがな	備考	値	単位
			振り子様眼振	ふりこようがんしん	両方向に等しい速度で動く眼振	あり・なし	
			注視方向性眼振	ちゅうしほうこうせいがんしん		あり・なし	
			ブルンス眼振	ぶるんすがんしん	患側注視時に振幅大、頻度小の眼振で小脳橋角部腫瘍でみられる	あり・なし	
			内側縦束症候群	ないそくじゅうそくしょうこうぐん	脳幹部の障害で、外側を見つめさせると患側の眼が内転しない。しかし、輻輳運動は正常な状態	あり・なし	
		三叉神経	三叉神経知覚障害	さんさしんけいちかくしょうがい		あり・なし	
			角膜反射	かくまくはんしゃ	三叉神経痛	あり・なし	
			咀嚼筋障害	そしゃくきんしょうがい	咀嚼筋：咬筋、側頭筋、内側・外側翼突筋	あり・なし	
		顔面神経	顔面神経麻痺	がんめんしんけいまひ	中枢性、末梢性	あり・なし	
			口輪筋麻痺	こうりんきんまひ		あり・なし	
			額筋麻痺	がくきんまひ		あり・なし	
			味覚障害	みかくしょうがい	顔面神経：舌の前 2/3、舌咽神経：後 1/3	あり・なし	
		聴神経	聴力障害	ちょうりょくしょうがい		あり・なし	
			難聴	なんちょう		正常・異常	
		舌咽神経・迷走神経	咽頭反射	いんとうはんしゃ		あり・なし	
			嚥下障害	えんげしょうがい		あり・なし	
		舌下神経	舌偏位	ぜつへんい		あり・なし	
		髄膜	髄膜刺激症状	ずいまくしげきしょうじょう	くも膜下出血や髄膜炎などで髄膜が刺激されているときに出る症状	あり・なし	
			項頭硬直	こうぶこうちょく	仰臥位で頭部を持ち上げると抵抗がある状態	あり・なし	
			ケルニッヒ徴候	けるにっひちょうこう	髄膜刺激症状の1つ。大腿屈曲位で膝を伸展すると強い抵抗があり、挙上が困難な状態	陰性・陽性	
運動機能	症状・所見	起立	起立	きりつ		可能・不可能	
			片足立ち	かたあしだち		可能・不可能	
		姿勢異常	前傾	ぜんけい		あり・なし	
			後屈	こうくつ		あり・なし	
			側彎	そくわん		あり・なし	
		歩行異常	痙性歩行	けいせいほこう	脳血管障害	あり・なし	
			失調歩行	しっちょうほこう	小脳障害	あり・なし	

大分類	中分類	小分類	基本用語	ひらがな	備考	値	単位
			垂れ足歩行	たれあしほこう	末梢神経障害、鶏歩	あり・なし	
			小刻み歩行	こきざみほこう	パーキンソン症候群	あり・なし	
			継ぎ足歩行	つぎあしほこう		可能・不可能	
		動作	無動	むどう	ほとんど動かなくなった状態	あり・なし	
			寡動	かどう	徐々に動きが遅くなってゆく少ない状態	あり・なし	
		筋緊張	筋緊張	きんきんちょう		正常・異常	
			筋固縮	きんこしゅく	筋力が持続的に強くこわばっている状態	あり・なし	
			筋痙直	きんけいちょく		あり・なし	
		筋萎縮	筋萎縮	きんいしゅく	近位筋萎縮、遠位筋萎縮	あり・なし	
		筋力	筋力	きんりょく	正常を5とし、1/5、3/5などと判定する	数値	
			握力	あくりょく		数値	kg
			バレー徴候	ばれーちょうこう	筋力低下や麻痺がある場合に、そちらの上肢または下肢が回内しながら下降する現象	陰性・陽性	
		麻痺	片麻痺	へんまひ	左右を区別する	あり・なし	
			単麻痺	たんまひ	四肢のうち一肢のみの運動麻痺	あり・なし	
			対麻痺	ついまひ	両下肢の運動麻痺	あり・なし	
		振戦	振戦	しんせん	安静時と動作時を区別する	あり・なし	
			企図振戦	きとしんせん	動作時に出現する細かいふるえ	あり・なし	
			はばたき振戦	はばたきしんせん	肝性脳症	あり・なし	
			トルーソー徴候	とるーそーちょうこう	副甲状腺機能低下症(低Ca血症)時にみられる上腕部緊縛による助産婦手位:手関節屈曲、母指関節内転、中手関節屈曲と指の伸展	あり・なし	
		不随意運動	不随意運動	ふずいいうんどう		あり・なし	
			ジスキネジア	じすきねじあ	不随意運動の一種。口唇をもぐもぐさせたり、首のねじれや、顔の前後左右へのゆったりした動き	あり・なし	
			バリスムス	ばりすむす	上下肢全体を投げ出すような大きい、急速かつ粗大で持続的な不随意運動	あり・なし	
			ミオクローヌス	みおくろーぬす	不随意運動の一種。筋肉の素早く小刻みな痙攣	あり・なし	
			パーキンソン症状	ぱーきんそんしょうじょう	三大症状:振戦、固縮、動作緩慢(無動)	あり・なし	
		協調運動	指鼻試験	ゆびはなしけん		正常・異常	
			踵膝試験	かかとひざしけん		正常・異常	
			ロンベルグ徴候	ろんべるぐちょうこう	位置覚の障害で、目を閉じて直立した際にふらつく状態	陰性・陽性	

大分類	中分類	小分類	基本用語	ひらがな	備考	値	単位
		構音障害	構音障害	こうおんしょうがい	発語に用いる口蓋（こうがい）・口唇・舌・喉などの筋肉や神経の障害により語音を組み立てられない状態	あり・なし	
	反射	腱反射	上腕二頭筋反射	じょうわんにとうきんはんしゃ	biceps	正常・亢進・低下・消失	
			上腕三頭筋反射	じょうわんさんとうきんはんしゃ	triceps	正常・亢進・低下・消失	
			下顎反射	かがくはんしゃ		正常・異常	
			橈骨反射	とうこつはんしゃ		正常・亢進・低下・消失	
			膝蓋腱反射	しつがいけんはんしゃ	PTR	正常・亢進・低下・消失	
			アキレス腱反射	あきれすけんはんしゃ	ATR	正常・亢進・低下・消失	
		病的反射	吸引反射	きゅういんはんしゃ		陰性・陽性	
			チャドック反射	ちゃどっくはんしゃ	錐体路症状の1つ。外踝の下を後ろから前にこすると、足の親指が足の甲（足背）の方にゆっくり曲がる現象	陰性・陽性	
			バビンスキー反射	ばびんすきーはんしゃ	錐体路症状の1つ。足の裏をとがったもので踵から爪先に向けてゆっくりこすると、足の親指が足の甲の方にゆっくり曲がる現象	陰性・陽性	
			足クローヌス	あしくろーぬす	筋肉を不意に伸張したときに生じる、規則的な筋肉の痙攣	陰性・陽性	
感覚機能	症状・所見	表在感覚	表在感覚障害	ひょうざいかんかくしょうがい	手袋（globes）型、靴下（socks）型障害	あり・なし	
			温度覚	おんどかく		正常・鈍麻・消失・過敏	
			痛覚	つうかく		正常・鈍麻・消失・過敏	
			触覚	しょっかく		正常・鈍麻・消失・過敏	
		深部感覚	深部感覚障害	しんぶかんかくしょうがい	関節位置覚、振動覚、深部痛覚	あり・なし	
			振動覚	しんどうかく	音叉を四肢・体幹の骨の突起部位に当てて、振動の閾値を測定する	正常・低下・消失	
			位置覚	いちかく	身体の各部がどんな位置にあるかを、視覚によらず関節・筋肉などの感覚を総合して認知する感覚	正常・低下・消失	

大分類	中分類	小分類	基本用語	ふりがな	備考	値	単位
		複合感覚	複合感覚	ふくごうかんかく	複数の受容器に由来する感覚が、中枢神経（大脳）で統合された結果として生ずる感覚	正常・異常	
			2点識別	2てんしきべつ	皮膚にコンパスで触れ、2点か1点かを識別する検査	正常・異常	
			皮膚書字試験	ひふしょじしけん	皮膚に書かれた文字や数字を当てる検査	正常・異常	
			立体認知	りったいにんち	閉眼で、音の出ない物を手探りで当てる検査	正常・異常	
		末梢神経	ティネル徴候	てぃねるちょうこう	末梢側から神経幹を叩打していくと、ある部位で末梢の知覚支配域に電気が走るような痛みを訴える徴候	陰性・陽性	
			アドソン試験	あどそんしけん	両手を膝の上に置かせて患側を向いて、深呼吸をした際に橈骨動脈拍動が消失する現象。胸郭出口症候群の診断	陰性・陽性	
自律神経	症状・所見		膀胱直腸障害	ぼうこうちょくちょうしょうがい		あり・なし	
			尿失禁	にょうしっきん		あり・なし	
			残尿	ざんにょう		あり・なし	
			便失禁	べんしっきん		あり・なし	
			残便	ざんべん		あり・なし	
			多汗	たかん	発汗低下、多汗、無汗など	あり・なし	
			シェロング起立試験	しぇろんぐきりつしけん	臥位から立位になった際の血圧・脈拍の変化をみるテストで起立性低血圧の診断に用いる	数値	
高次脳機能	症状・所見	知能	長谷川式簡易知能評価スケール	はせがわしきかんいちのうひょうかすけーる	HDS 簡易な知能テストの1つ。30点満点	数値	点
			ミニメンタルステート検査	みにめんたるすてーとけんさ	MMS 簡易な知能テストの1つ	数値	点
		失語	全失語	ぜんしつご		あり・なし	
			運動失語	うんどうしつご	言葉の理解は比較的保たれているが、言語が出にくい状態	あり・なし	
			感覚失語	かんかくしつご	言葉の表出は良好だが、理解が障害されている状態	あり・なし	
			伝導失語	でんどうしつご	言葉の理解も表出も比較的良好だが、復唱が選択的に障害される状態	あり・なし	
			健忘失語	けんぼうしつご	流暢で理解もかなり保たれるが、名詞が思い出せない状態	あり・なし	
		失行	観念運動失行	かんねんうんどうしっこう	習慣的動作が意図的にできない状態	あり・なし	
			着衣失行	ちゃくいしっこう		あり・なし	

大分類	中分類	小分類	基本用語	ひらがな	備考	値	単位
			観念失行	かんねんしっこう	目的にかなった行為の遂行が困難な状態	あり・なし	
			構成失行	こうせいしっこう	立体的な図形の構成ができない状態	あり・なし	
		視覚	皮質盲	ひしつもう	大脳皮質の障害によって生じる盲	あり・なし	
			幻視	げんし		あり・なし	
			視覚失認	しかくしつにん	視覚機能に異常はないが、視野の一部分(多くは半側)を無視する状態	あり・なし	
		聴覚	皮質聾	ひしつろう	大脳皮質の障害によって生じる聾	あり・なし	
			幻聴	げんちょう		あり・なし	
			聴覚失認	ちょうかくしつにん	聴力機能に問題はないが、語音の区別や音の知覚・認知ができない状態	あり・なし	
		体性感覚	身体部位失認	しんたいぶいしつにん	身体の部位の名前がわからず、指差しのできない状態	あり・なし	
			左右失認	さゆうしつにん		あり・なし	
			手指失認	しゅししつにん		あり・なし	
			失算	しっさん	計算(暗算や筆算)ができない状態	あり・なし	
			ゲルストマン症候群	げるすとまんしょうこうぐん	失算、失書、手指失認、左右失認	あり・なし	
			幻肢	げんし		あり・なし	
	記憶障害		記憶障害	きおくしょうがい	記憶ができない状態	あり・なし	
			健忘	けんぼう		あり・なし	
			逆行健忘	ぎゃっこうけんぼう	ある時点から一定の期間の記憶を失う状態	あり・なし	
			作話	さくわ		あり・なし	
主な疾患	脳血管障害		一過性脳虚血発作	いっかせいのうきょけつほっさ	一過性の脳の血流障害による神経症状で、多くは数分以内に消失する。脳梗塞の前兆	あり・なし	
			脳卒中	のうそっちゅう	脳梗塞、脳出血および くも膜下出血の総称	あり・なし	
			脳梗塞	のうこうそく		あり・なし	
			脳出血	のうしゅっけつ		あり・なし	
			くも膜下出血	くもまくかしゅっけつ		あり・なし	
			動静脈奇形	どうじょうみゃくきけい		あり・なし	
			動脈瘤	どうみゃくりゅう		あり・なし	
			もやもや病	もやもやびょう	頭蓋内の脳の動脈が狭窄・閉塞を起こし、脳血管撮影を行うともやもやとした異常な血管網(バイパス)がみられる病気	あり・なし	

大分類	中分類	小分類	基本用語	ひらがな	備考	値	単位
		認知症疾患	脳血管性認知症	のうけっかんせいにんちしょう		あり・なし	
			アルツハイマー病	あるつはいまーびょう	脳の神経細胞が変性して萎縮するため、認知症や運動麻痺、不随意運動など広範な脳機能の障害が起こる疾患	あり・なし	
			ピック病	ぴっくびょう	認知症のうち前頭葉の萎縮により、人格の崩壊が目立つ病気	あり・なし	
		変性疾患	脊髄小脳変性症	せきずいしょうのうへんせいしょう	脊髄・小脳に変性をきたす疾患で、運動失調・知覚障害などが出現する	あり・なし	
			パーキンソン病	ぱーきんそんびょう	脳内のドパミンが不足するために振戦、筋固縮をきたす疾患	あり・なし	
			ハンチントン病	はんちんとんびょう	線条体の神経細胞の変性により、進行性の不随意運動(舞踏様運動)、認知症、人格障害などの症状が現れる病気	あり・なし	
			進行性核上性麻痺	しんこうせいかくじょうせいまひ	基底核と脳幹の一部が破壊され、筋肉の固縮、眼球運動障害、嚥下障害を特徴とする疾患	あり・なし	
			シャイ・ドレガー症候群	しゃいどれーがーしょうこうぐん	自律神経障害。起立性低血圧、発汗異常、排尿障害、インポテンス、便秘など	あり・なし	
			線条体黒質変性症	せんじょうたいこくしつへんせいしょう	線条体、黒質など大脳基底核の神経細胞が脱落する疾患	あり・なし	
			オリーブ橋小脳萎縮症	おりーぶきょうしょうのうしゅくしょう	小脳・中小脳脚・橋底部の萎縮を生じる疾患	あり・なし	
		脱髄疾患	多発性硬化症	たはつせいこうかしょう	中枢神経の白質に、散在性に脱髄病変が起こる病気で、視力障害・運動失調・感覚異常などの症状がみられる	あり・なし	
		運動神経疾患	筋萎縮性側索硬化症	きんいしゅくせいそくさくこうかしょう	ALS:脊髄や脳幹の運動ニューロンが障害され、四肢麻痺、呼吸筋麻痺などが生じる難病	あり・なし	
			脊髄性筋萎縮症	せきずいせいきんいしゅくしょう		あり・なし	
		末梢神経障害	ギラン・バレー症候群	ぎらん・ばれーしょうこうぐん	脊髄神経根の自己抗体による炎症により、運動神経が障害される疾患	あり・なし	
			周期性四肢麻痺	しゅうきせいししまひ	四肢の脱力が同時に脱髄病変が周期的に起こり、数時間から数日以内に回復する疾患	あり・なし	
			多発神経炎	たはつしんけいえん	薬物中毒、代謝異常、内分泌疾患などにより、手や足の末梢神経に障害を生じる病気	あり・なし	
			Charcot-Marie-Tooth病	しゃるこーまりーとぅーすびょう	下肢と足の筋萎縮と感覚障害を特徴とする、遺伝性の変性末梢神経障害	あり・なし	

大分類	中分類	小分類	基本用語	ひらがな	備考	値	単位
		感染性疾患	髄膜炎	ずいまくえん		あり・なし	
			亜急性硬化性全脳炎	あきゅうせいこうかせいぜんのうえん	SSPE：遅発性ウイルス感染症（麻疹ウイルス）	あり・なし	
			進行性多巣性白質脳症	しんこうせいたそうせいはくしつのうしょう	PML：JCウイルスによって発症する脱髄性疾患	あり・なし	
			クロイツフェルト・ヤコブ病	くろいつふぇると・やこぶびょう	CJD：異常蛋白プリオン病	あり・なし	
			脳炎	のうえん	ヘルペス脳炎、日本脳炎	あり・なし	
			脳症	のうしょう	感染症や代謝性疾患などにより、広範に脳障害を生じた状態	あり・なし	
		筋疾患	筋ジストロフィー	きんじすとろふぃー	筋線維の変性と壊死を主病変とし、次第に筋萎縮と筋力低下が進行していく遺伝性疾患	あり・なし	
			多発筋炎	たはつきんえん	皮膚筋炎	あり・なし	
		神経筋接合部疾患	重症筋無力症	じゅうしょうきんむりょくしょう	抗アセチルコリン受容体抗体によるシナプスでの伝達障害	あり・なし	
		機能性疾患	てんかん	てんかん	全般てんかん、部分てんかん	あり・なし	
			強直・間代性発作	きょうちょく・かんたいせいほっさ	大発作	あり・なし	
			小発作	しょうほっさ	欠神発作	あり・なし	
			精神運動発作	せいしんうんどうほっさ	側頭葉てんかん　自動症	あり・なし	
			ミオクローヌス発作	みおくろーぬすほっさ	全身もしくは一部の筋肉の突発的で短時間の痙攣発作	あり・なし	
			自律神経発作	じりつしんけいほっさ	腹痛、動悸など自律神経症状のみを一過性に呈する発作	あり・なし	
			West症候群	うぇすとしょうこうぐん	前屈発作（突然前かがみになって、すぐにもとに戻る発作）。点頭てんかん	あり・なし	
			Lennox-Gastaut症候群	れのっくすがすとーしょうこうぐん	脳症、脳炎の後遺症や、ウエスト症候群に引き続いて起こる	あり・なし	
			頭痛	ずつう		あり・なし	
			片頭痛	へんずつう		あり・なし	
			群発頭痛	ぐんぱつずつう	ある期間に集中して繰り返し起きる頭痛	あり・なし	
			夜間無呼吸発作	やかんむこきゅうほっさ		あり・なし	
			ナルコレプシー	なるこれぷしー	日中に場所や状況にかかわらず起きる強い眠気発作（過睡眠）で、睡眠・覚醒リズムの異常	あり・なし	

(3)消化器・内分泌・血液系

大分類	中分類	小分類	基本用語	ふりがな	備考	値	単位
消化器	解剖	主な臓器	食道	しょくどう		正常・異常	
			胃	い		正常・異常	
			十二指腸	じゅうにしちょう		正常・異常	
			小腸	しょうちょう	空腸、回腸	正常・異常	
			大腸	だいちょう	盲腸、結腸、直腸	正常・異常	
			肛門	こうもん		正常・異常	
			肝臓	かんぞう		正常・異常	
			胆嚢	たんのう		正常・異常	
			膵臓	すいぞう		正常・異常	
			腎臓	じんぞう		正常・異常	
			脾臓	ひぞう		正常・異常	
	症状・所見	腹部外観	膨隆	ぼうりゅう		あり・なし	
			陥凹	かんおう		あり・なし	
			蠕動	ぜんどう	亢進、低下	あり・なし	
			腹壁静脈拡張	ふくへきじょうみゃくかくちょう	門脈圧の亢進により腹壁静脈に怒張がみられる状態	あり・なし	
			メズーサの頭	めずーさのあたま	脱腸	あり・なし	
			ヘルニア	へるにあ		あり・なし	
			人工肛門	じんこうこうもん		あり・なし	
			尿管瘻	にょうかんろう		あり・なし	
			胃瘻(腸瘻)	いろう(ちょうろう)		あり・なし	
		腹部全般	自発痛	じはつつう		あり・なし	
			圧痛	あっつう		あり・なし	
			反跳痛	はんちょうつう	腹膜刺激症状の1つ rebound tenderness	あり・なし	
			筋性防御	きんせいぼうぎょ	腹膜刺激症状の1つ muscular defense	あり・なし	
			板状硬	ばんじょうこう		あり・なし	
			叩打痛	こうだつう	腹部、背部叩打痛	あり・なし	
			鼓音	こおん	清音、濁音とともに打診音の1つ	あり・なし	
			腹部大動脈拍動	ふくぶだいどうみゃくはくどう		あり・なし	

大分類	中分類	小分類	基本用語	ふりがな	備考	値	単位
		腸管	腸雑音	ちょうざつおん	聴診にて聞かれる腸の蠕動音	正常・減弱・消失・亢進	
		肝臓	肝腫大	かんしゅだい		あり・なし	
			肝辺縁	かんへんえん		鋭・鈍	
			肝表面	かんひょうめん		平滑・凹凸不整・結節状	
			肝臓硬度	かんぞうこうど		軟・弾性硬・硬	
			肝臓圧痛	かんぞうあっつう		あり・なし	
		胆嚢	マーフィー徴候	まーふぃーちょうこう	急性胆嚢炎、胆石症などで右季肋部下を圧迫することで深呼吸時に痛みのために呼吸が止まること	あり・なし	
			クールボアジエの徴候	くーるぼあじえのちょうこう	総胆管の末端部での閉塞により胆汁がうっ滞し、腫大した胆嚢を触れること	あり・なし	
		脾臓	脾臓腫大	ひぞうしゅだい		あり・なし	
		腎臓	腎臓腫大	じんぞうしゅだい		あり・なし	
		肛門・直腸	肛門周囲膿瘍	こうもんしゅういのうよう		あり・なし	
			痔	じ		あり・なし	
	主な疾患	食道	逆流性食道炎	ぎゃくりゅうせいしょくどうえん		あり・なし	
			アカラシア	あからしあ	食道下端部の開閉障害もしくは蠕動運動の障害により、飲食物の食道通過が困難となる疾患	あり・なし	
			マロリー・ワイス症候群	まろりー・わいすしょうこうぐん	頻回の嘔吐後に食道胃接合部に裂傷が生じ、出血を起こす症候群	あり・なし	
			食道癌	しょくどうがん		あり・なし	
		胃	胃炎	いえん		あり・なし	
			胃潰瘍	いかいよう		あり・なし	
			胃癌	いがん		あり・なし	
			悪性リンパ腫	あくせいりんぱしゅ		あり・なし	
			粘膜下腫瘍	ねんまくかしゅよう		あり・なし	
		十二指腸	十二指腸潰瘍	じゅうにしちょうかいよう		あり・なし	
			十二指腸乳頭部癌	じゅうにしちょうにゅうとうぶがん		あり・なし	

大分類	中分類	小分類	基本用語	ふりがな	備考	値	単位
		肝臓	肝炎	かんえん		あり・なし	
			肝硬変	かんこうへん		あり・なし	
			肝癌	かんがん		あり・なし	
			肝内結石	かんないけっせき		あり・なし	
			門脈圧亢進症	もんみゃくあつこうしんしょう	門脈の狭窄または閉塞などにより門脈圧が持続的に上昇した状態。腹水、脾腫、食道静脈瘤、腹壁静脈拡張がみられる	あり・なし	
		胆嚢	胆石症	たんせきしょう		あり・なし	
			胆嚢炎	たんのうえん		あり・なし	
			胆嚢ポリープ	たんのうぽりーぷ		あり・なし	
			先天性総胆管拡張症	せんてんせいそうたんかんかくちょうしょう		あり・なし	
		膵臓	膵炎	すいえん		あり・なし	
			膵臓癌	すいぞうがん		あり・なし	
			仮性嚢胞	かせいのうほう		あり・なし	
		小腸	カルチノイド	かるちのいど	神経内分泌細胞への分化を示す腫瘍で、消化管粘膜、気管支粘膜など神経内分泌細胞が常在している部位に発生することが多い	あり・なし	
		大腸	虫垂炎	ちゅうすいえん		あり・なし	
			大腸炎	だいちょうえん		あり・なし	
			大腸癌	だいちょうがん		あり・なし	
			大腸ポリープ	だいちょうぽりーぷ		あり・なし	
			憩室炎	けいしつえん	憩室：腸管の壁が部分的に弱くなって、外側に袋状に膨らんだ状態	あり・なし	
		肛門	痔核	じかく	内、外痔核	あり・なし	
			痔瘻	じろう	肛門周囲の膿がトンネルを形成し排膿みられる	あり・なし	
			肛門脱	こうもんだつ		あり・なし	
内分泌	解剖	主な臓器	甲状腺	こうじょうせん		正常・異常	
			副甲状腺	ふくこうじょうせん		正常・異常	
			乳腺	にゅうせん		正常・異常	
			副腎	ふくじん		正常・異常	
			膵臓	すいぞう		正常・異常	
	症状・所見	甲状腺	甲状腺痛	こうじょうせんつう	無痛性甲状腺炎、亜急性甲状腺炎（有痛性）	あり・なし	
			甲状腺腫大	こうじょうせんしゅだい		あり・なし	

大分類	中分類	小分類	基本用語	ひらがな	備考	値	単位
			甲状腺機能	こうじょうせんきのう		正常・異常	
			甲状腺腫瘤	こうじょうせんしゅりゅう		あり・なし	
		乳腺（乳頭）	乳頭	にゅうとう		正常・異常	
			陥凹	かんおう		あり・なし	
			ボインティング	ぼいんてぃんぐ	しこりのある方向へ乳頭が引っ張られる症状	あり・なし	
			糜爛	びらん		あり・なし	
			乳頭発赤	にゅうとうほっせき		あり・なし	
			鱗屑	りんせつ		あり・なし	
			乳頭分泌物	にゅうとうぶんぴつぶつ	乳汁、血性、膿性	あり・なし	
		（乳房）	変形	へんけい		あり・なし	
			陥凹	かんおう		あり・なし	
			潰瘍	かいよう		あり・なし	
			発赤	ほっせき		あり・なし	
			隆起	りゅうき		あり・なし	
			腫大	しゅだい		あり・なし	
			橙皮状皮膚	とうひじょうひふ	腫瘍の上の皮膚が毛穴が凹んで革のようになり、ミカンの皮のような状態になること	あり・なし	
			腫瘤	しゅりゅう		あり・なし	
			索状硬結	さくじょうこうけつ		あり・なし	
			えくぼ症状	えくぼしょうじょう	しこりのすぐ上の皮膚に凹みができる症状	あり・なし	
			副乳頭	ふくにゅうとう		あり・なし	
			女性化乳房	じょせいかにゅうぼう	薬剤（潰瘍治療薬、向精神薬）、肝機能障害、睾丸・副腎・下垂体などの腫瘍が原因	あり・なし	
主な疾患		甲状腺	甲状腺機能亢進症	こうじょうせんきのうこうしんしょう		あり・なし	
			甲状腺機能低下症	こうじょうせんきのうていかしょう		あり・なし	
			腺腫	せんしゅ		あり・なし	
			腫瘍	しゅよう		あり・なし	
			甲状腺癌	こうじょうせんがん		あり・なし	

大分類	中分類	小分類	基本用語	ふりがな	備　考	値	単位
		乳腺	乳腺炎	にゅうせんえん		あり・なし	
			乳腺症	にゅうせんしょう		あり・なし	
			乳汁分泌症	にゅうじゅうぶんぴつしょう	高プロラクチン血症、無月経などの症状を伴う	あり・なし	
			乳癌	にゅうがん		あり・なし	
		膵臓	糖尿病	とうにょうびょう	ブドウ糖をエネルギーとして利用するために必要なインスリンの不足により、血糖値が病的に高い状態。膵臓のβ細胞の破壊によるインスリンの枯渇が原因の1型と、肥満・生活習慣病などによるインスリンの分泌低下や作用低下が原因の2型に分類される	あり・なし	
			インスリノーマ	いんすりのーま	膵臓のランゲルハンス島にあるβ細胞にできる腫瘍。インスリンが過剰に産生されるため低血糖を起こす	あり・なし	
血液	解剖	骨髄	骨髄	こつずい		正常・異常	
			造血幹細胞	ぞうけつかんさいぼう	骨髄に存在し白血球、赤血球、血小板など血球系細胞に分化可能な幹細胞のこと	正常・異常	
			前赤芽球	ぜんせきがきゅう	エリスロポエチンの作用を受け、前赤芽球から赤血球が産生される	正常・異常	
			骨髄芽球	こつずいがきゅう	コロニー刺激因子の作用を受け、骨髄芽球から多核球(白血球)が産生される	正常・異常	
			リンパ芽球	りんぱがきゅう		正常・異常	
			単芽球	たんがきゅう		正常・異常	
			前巨核球	ぜんきょかくきゅう	トロンボポエチンの作用を受け、前巨核球から、血小板が産生される	正常・異常	
		末梢血	末梢血	まっしょうけつ		正常・異常	
			赤血球	せっけっきゅう	酸素を運搬する。肝臓・脾臓で壊され平均寿命は120日	正常・異常	/μl
			白血球	はっけっきゅう	生体防御に関与する。多核球(好中球、好酸球、好塩基球)と単球、リンパ球などに分類される	正常・異常	/μl
			好中球	こうちゅうきゅう		正常・異常	
			好酸球	こうさんきゅう		正常・異常	
			好塩基球	こうえんききゅう		正常・異常	
			単球	たんきゅう		正常・異常	
			リンパ球	りんぱきゅう		正常・異常	
			血小板	けっしょうばん	止血(血栓形成)を担う。主に脾臓で壊され平均寿命は7日	正常・異常	/μl
			血漿	けっしょう	血液から血球を除いた淡黄色の液体成分	正常・異常	

大分類	中分類	小分類	基本用語	ふりがな		備　考	値	単位
	症状・所見	赤血球系	血清	けっせい		血漿からさらに凝固因子（フィブリノゲン）を除いたもの	正常・異常	
			赤血球減少（貧血）	せっけっきゅうげんしょう（ひんけつ）			あり・なし	
			赤血球増加（多血症）	せっけっきゅうぞうか（たけっしょう）		血液中の赤血球の量が異常に増加した状態	あり・なし	
			黄疸	おうだん			あり・なし	
		白血球系	白血球減少	はっけっきゅうげんしょう			あり・なし	
			白血球増加	はっけっきゅうぞうか			あり・なし	
			リンパ節腫大	りんぱせつしゅだい			あり・なし	
			肝腫大	かんしゅだい			あり・なし	
			脾腫	ひしゅ		脾臓は免疫を担い、血管疾患、炎症などで腫大する。また門脈圧亢進による影響も受ける	あり・なし	
		血小板系	血小板減少	けっしょうばんげんしょう			あり・なし	
			血小板増加	けっしょうばんぞうか			あり・なし	
		血漿蛋白	アルブミン異常	あるぶみんいじょう		アルブミンは血漿に含まれる蛋白質の1つ。浸透圧の保持、物質の運搬などの役割をもつ	あり・なし	
			グロブリン異常	ぐろぶりんいじょう		グロブリンはアルブミンとともに血漿蛋白の1つ。生体防御、免疫にかかわる	あり・なし	
		血液凝固能	APTT	エイピーティーティー		活性化部分トロンボプラスチン時間	正常・異常	秒
			PT	ピーティー		プロトロンビン時間	正常・異常	秒
			フィブリノゲン	ふぃぶりのげん		肝臓でつくられる蛋白質で、糊状になって血液を固める	正常・異常	mg/dl
			FDP	エフディーピー		フィブリン分解産物	正常・異常	μg/ml
	主な疾患	赤血球系	鉄欠乏性貧血	てつけつぼうせいひんけつ			あり・なし	
			溶血性貧血	ようけつせいひんけつ		赤血球が破壊され溶血を生じる。先天性以外に、自己免疫疾患、薬物中毒などで起こる。貧血のほか脾腫、黄疸などの症状を呈する	あり・なし	
			悪性貧血	あくせいひんけつ		赤血球の産生に必要なビタミン B_{12} または葉酸の欠乏によって起こる貧血	あり・なし	
			再生不良性貧血	さいせいふりょうせいひんけつ		骨髄の造血能力が低下し、血中のすべての血球が減少する難治性の貧血	あり・なし	

大分類	中分類	小分類	基本用語	ふりがな	備考	値	単位
			腎性貧血	じんせいひんけつ	慢性腎臓病で、エリスロポエチンの産生が低下することで生じる貧血	あり・なし	
			消耗性疾患による貧血	しょうもうせいしっかんによるひんけつ	全身の感染症や炎症、癌などによって生じる貧血	あり・なし	
			多血症	たけつしょう		あり・なし	
		白血球系	白血病	はっけつびょう		あり・なし	
			悪性リンパ腫	あくせいりんぱしゅ	リンパ組織に発生する悪性腫瘍で、ホジキン病とそれ以外のものとに大別される	あり・なし	
			伝染性単核球症	でんせんせいたんかくきゅうしょう	EBウイルス感染症。発熱、リンパ節腫脹、咽頭痛がみられる	あり・なし	
		血小板系	特発性血小板減少性紫斑病	とくはつせいけっしょうばんげんしょうせいしはんびょう	ITP：明らかな原因なしに血小板が著しく減少し、出血傾向を呈する疾患	あり・なし	
			血栓性血小板減少性紫斑病	けっせんせいけっしょうばんげんしょうせいしはんびょう	TTP：全身の微小血管に生じた血栓により、血小板減少症、溶血性貧血を呈する疾患	あり・なし	
			多発性骨髄腫	たはつせいこつずいしゅ	免疫グロブリンをつくる形質細胞の癌。異常な抗体が大量に産生され、免疫機能が低下し、骨髄の造血機能が障害される	あり・なし	
		血漿蛋白の異常	アミロイドーシス	あみろいどーしす	代謝異常により、蛋白質の変性したアミロイドが血管壁や心臓、腎臓などに沈着する疾患	あり・なし	
		凝固障害	血友病	けつゆうびょう	血液凝固因子の欠乏により、出血傾向を呈する疾患	あり・なし	
			von Willebrand病	フォン・ヴィレブランドびょう	血小板が損傷組織に粘着するのに必要なフォン・ヴィレブランド因子が先天的に欠損し、出血傾向を呈する遺伝性疾患	あり・なし	
			播種性血管内凝固症候群	はしゅせいけっかんないぎょうこしょうこうぐん	DIC：過度の凝固亢進により、血小板や凝固因子が消費され、全身の出血傾向を呈する重篤な疾患。なんらかの基礎疾患を有することが多い	あり・なし	
		免疫不全症	先天性	せんてんせい		あり・なし	
			後天性	こうてんせい		あり・なし	

(4)・骨格系

大分類	中分類	小分類	基本用語	ふりがな	備考	値	単位
頸部	解剖	筋	広頸筋	こうけいきん		正常・異常	
			胸鎖乳突筋	きょうさにゅうとつきん		正常・異常	

大分類	中分類	小分類	基本用語	ふりがな	備考	値	単位
胸郭	症状・所見	頸部	斜角筋	しゃかくきん	前・中・後・最小斜角筋	正常・異常	
			椎前筋	ついぜんきん	前頭直筋、頭長筋、頸長筋、外側頭直筋	正常・異常	
			斜頸	しゃけい	先天性の筋性斜頸が最多	あり・なし	
			翼状頸	よくじょうけい	頸部の皮膚が鳥がつばさを広げたように張っている状態	あり・なし	
			頸静脈怒張	けいじょうみゃくどちょう		あり・なし	
			頸部血管雑音	けいぶけっかんざつおん		あり・なし	
			気管切開	きかんせっかい		あり・なし	
			気管瘻	きかんろう		あり・なし	
	解剖	胸背部(筋)	大胸筋	だいきょうきん		正常・異常	
			小胸筋	しょうきょうきん		正常・異常	
			鎖骨下筋	さこつかきん		正常・異常	
			前鋸筋	ぜんきょきん		正常・異常	
			肋間筋	ろっかんきん		正常・異常	
			胸横筋	きょうおうきん		正常・異常	
			横隔膜	おうかくまく		正常・異常	
			僧帽筋	そうぼうきん		正常・異常	
			広背筋	こうはいきん		正常・異常	
			菱形筋	りょうけいきん	大・小菱形筋	正常・異常	
			肩甲挙筋	けんこうきょきん	板状筋、脊柱起立筋、横突棘筋	正常・異常	
			長背筋	ちょうはいきん	棘間筋、横突間筋、後頭下筋	正常・異常	
			短背筋	たんはいきん		正常・異常	
		(骨)	脊椎骨	せきついこつ	頸椎、胸椎、腰椎、仙椎、尾椎	正常・異常	
			胸骨	きょうこつ		正常・異常	
			肋骨	ろっこつ	12対	正常・異常	
	症状・所見	胸部	漏斗胸	ろうときょう	胸骨が陥没した状態	あり・なし	
			鳩胸	はとむね	胸骨が前方に突出している状態	あり・なし	
			樽状胸	たるじょうきょう	胸郭前後径が拡大している状態 肺気腫	あり・なし	
			扁平胸	へんぺいきょう	胸郭が平たく幅も厚みもない状態 肺結核	あり・なし	
			皮下気腫	ひかきしゅ		あり・なし	

大分類	中分類	小分類	基本用語	ふりがな	備考	値	単位
			剣状突起突出	けんじょうとっきとっしゅつ		あり・なし	
			ペースメーカー埋め込み	ぺーすめーかーうめこみ		あり・なし	
			ボート埋め込み	ぽーとうめこみ		あり・なし	
			カテーテル埋め込み	かてーてるうめこみ		あり・なし	
			シャントチューブ埋め込み	しゃんとちゅーぶうめこみ		あり・なし	
		脊柱	彎曲	わんきょく		あり・なし	
			後彎	こうわん		あり・なし	
			前彎	ぜんわん		あり・なし	
			側彎	そくわん		あり・なし	
			脊椎強直	せきついきょうちょく		あり・なし	
四肢	解剖	上肢(骨)	肩甲骨	けんこうこつ	肩峰、烏口突起	正常・異常	
			鎖骨	さこつ	胸骨端、肩峰端、肩鎖関節	正常・異常	
			上腕骨	じょうわんこつ	解剖頚、外科頚、上腕骨顆、尺骨神経溝	正常・異常	
			橈骨	とうこつ	橈骨頚、橈骨体、茎状突起、手根関節面	正常・異常	
			尺骨	しゃっこつ	肘頭、尺骨頭、尺骨体、茎状突起	正常・異常	
			手根骨	しゅこんこつ	舟状骨、月状骨、三角骨、豆状骨、大菱形骨、小菱形骨、有頭骨、有鈎骨	正常・異常	
			中手骨	ちゅうしゅこつ	第1〜5指	正常・異常	
			指骨	しこつ	基節骨、中節骨、末節骨	正常・異常	
		(筋)	上肢帯筋	じょうしたいきん	三角筋、棘上筋、棘下筋、大・小円筋、肩甲下筋	正常・異常	
			上腕屈筋群	じょうわんくっきんぐん	上腕二頭筋、烏口腕筋、上腕筋	正常・異常	
			上腕伸筋群	じょうわんしんきんぐん	上腕三頭筋、肘筋	正常・異常	
			前腕屈筋群	ぜんわんくっきんぐん	横側手根屈筋、尺側手根屈筋、浅・深指屈筋、長掌筋、回内筋など	正常・異常	
			前腕伸筋群	ぜんわんしんきんぐん	腕橈骨筋、長・短橈側手根伸筋、尺側手根伸筋、回外筋、総指伸筋など	正常・異常	
			小指球筋	しょうしきゅうきん		正常・異常	
			中手筋	ちゅうしゅきん		正常・異常	

大分類	中分類	小分類	基本用語	ふりがな	備考	値	単位
			母指球筋	ぼしきゅうきん	母指内転筋、短母指外転筋、短母指屈筋、母指対立筋	正常・異常	
		下肢(骨)	骨盤	こつばん	寛骨、仙骨、尾骨	正常・異常	
			寛骨	かんこつ	腸骨、坐骨、恥骨	正常・異常	
			大腿骨	だいたいこつ	頸部、大転子、小転子、転子間、大腿骨体、内側顆、外側顆、膝蓋面	正常・異常	
			膝蓋骨	しつがいこつ		正常・異常	
			脛骨	けいこつ	内側顆、外側顆、脛骨体、内果	正常・異常	
			腓骨	ひこつ	腓骨頭、腓骨体、外果	正常・異常	
			足根骨	そくこんこつ	距骨、踵骨、舟状骨、内側・中間・外側楔状骨、立方骨	正常・異常	
			中足骨	ちゅうそくこつ	第1〜5趾	正常・異常	
			趾骨	しこつ	基節骨、中節骨、末節骨	正常・異常	
		(筋)	下肢帯筋	かしたいきん	腸腰筋、殿筋、大腿方形筋、内閉鎖筋	正常・異常	
			大腿内転筋群	だいたいないてんきんぐん	長・短・大・小内転筋、恥骨筋、薄筋、外閉鎖筋など	正常・異常	
			大腿屈筋群	だいたいくっきんぐん	大腿二頭筋、半膜様筋、半腱様筋	正常・異常	
			大腿伸筋群	だいたいしんきんぐん	大腿四頭筋、縫工筋、膝関節筋	正常・異常	
			下腿屈筋群	かたいくっきんぐん	下腿三頭筋(腓腹筋、ヒラメ筋)、後脛骨筋、足底筋、膝窩筋など	正常・異常	
			下腿伸筋群	かたいしんきんぐん	前脛骨筋、長趾伸筋、長母趾伸筋	正常・異常	
			腓骨筋	ひこつきん	長・短腓骨筋	正常・異常	
			足背筋	そくはいきん	短趾伸筋、短母趾伸筋	正常・異常	
			小趾球筋	しょうしきゅうきん		正常・異常	
			中足筋	ちゅうそくきん		正常・異常	
			母趾球筋	ぼしきゅうきん	母趾内転筋、母趾外転筋、短母趾屈筋	正常・異常	
症状・所見	上肢(上腕、前腕)		変形	へんけい		あり・なし	
			腫脹	しゅちょう		あり・なし	
			萎縮	いしゅく		あり・なし	
	肩関節		変形	へんけい		あり・なし	
			腫脹	しゅちょう		あり・なし	
			関節可動域	かんせつかどういき	屈曲、伸展、外転、内転、外旋、内旋	数値	°(度)
	肘関節		変形	へんけい		あり・なし	
			腫脹	しゅちょう		あり・なし	

大分類	中分類	小分類	基本用語	ふりがな	備考		値	単位
			外反肘	がいはんちゅう	手のひらが肘より過度に外側に変位している状態		あり・なし	
			内反肘	ないはんちゅう	手のひらが肘より過度に内側に変位している状態		あり・なし	
			関節可動域	かんせつかどういき			数値	°(度)
		手関節	変形	へんけい			あり・なし	
			腫脹	しゅちょう			あり・なし	
			尺側偏位	しゃくそくへんい			あり・なし	
			橈側偏位	とうそくへんい			あり・なし	
			関節可動域	かんせつかどういき			数値	°(度)
		手	変形	へんけい			あり・なし	
			腫脹	しゅちょう			あり・なし	
			萎縮	いしゅく			あり・なし	
			鋤手	すきて	末端肥大症		あり・なし	
			猿手	さるて	正中神経麻痺		あり・なし	
			鷲手	わして	尺骨神経麻痺		あり・なし	
			下垂手	かすいしゅ	橈骨神経麻痺		あり・なし	
			デュピュイトラン拘縮	でゅぴゅいとらんこうしゅく	手掌腱膜の瘢痕性肥厚による手指、手掌部の拘縮		あり・なし	
		手指	変形	へんけい			あり・なし	
			腫脹	しゅちょう			あり・なし	
			萎縮	いしゅく			あり・なし	
			クモ状指	くもじょうし	マルファン症候群		あり・なし	
			ばち状指	ばちじょうし	指の先端が広くなり爪の付け根の角度がなくなった状態。慢性肺疾患 チアノーゼ疾患		あり・なし	
			スワンネック変形	すわんねっくへんけい	関節リウマチ		あり・なし	
			ボタン穴変形	ぼたんあなへんけい	関節リウマチ		あり・なし	
			短縮	たんしゅく			あり・なし	
			多指症	たししょう			あり・なし	
			少指症	しょうししょう			あり・なし	
			合指症	ごうししょう	手や足の隣り合う指が先天的にくっついている状態		あり・なし	
			関節可動域	かんせつかどういき			数値	°(度)

大分類	中分類	小分類	基本用語	ふりがな	備考	値	単位
		下肢(大腿、下腿)	変形	へんけい		あり・なし	
			腫脹	しゅちょう		あり・なし	
			萎縮	いしゅく		あり・なし	
		股関節	変形	へんけい		あり・なし	
			腫脹	しゅちょう		あり・なし	
			関節可動域	かんせつかどういき	屈曲、伸展、外転、内転、外旋、内旋	数値	°(度)
		膝関節	変形	へんけい		あり・なし	
			腫脹	しゅちょう		あり・なし	
			動揺	どうよう	前方引き出し、後方引き出し	あり・なし	
			圧痛	あっつう		あり・なし	
			内側半月圧痛	ないそくはんげつあっつう		あり・なし	
			外側半月圧痛	がいそくはんげつあっつう		あり・なし	
			外反膝	がいはんしつ	X(エックス)脚	あり・なし	
			内反膝	ないはんしつ	O(オー)脚	あり・なし	
			関節可動域	かんせつかどういき		数値	°(度)
		足関節	変形	へんけい		あり・なし	
			腫脹	しゅちょう		あり・なし	
			関節可動域	かんせつかどういき		数値	°(度)
		足	変形	へんけい		あり・なし	
			腫脹	しゅちょう		あり・なし	
			尖足	せんそく	足関節が底屈位をとる変形	あり・なし	
		足趾	変形	へんけい		あり・なし	
			腫脹	しゅちょう		あり・なし	
			萎縮	いしゅく		あり・なし	
			外反母趾	がいはんぼし	足の親指が小指の方に曲がっている状態	あり・なし	
			関節可動域	かんせつかどういき		数値	°(度)
主な疾患	外傷		骨折	こっせつ	単純骨折、複雑骨折(開放骨折)	あり・なし	
			脱臼	だっきゅう		あり・なし	
			捻挫	ねんざ		あり・なし	

大分類	中分類	小分類	基本用語	ふりがな	備考	値	単位
			靱帯損傷	じんたいそんしょう	アキレス腱断裂	あり・なし	
		炎症性疾患	関節炎	かんせつえん		あり・なし	
			腱鞘炎	けんしょうえん	ばね指	あり・なし	
		代謝性疾患	骨粗鬆症	こつしょうしょう	骨が海綿状になり、もろく折れやすくなった状態	あり・なし	
			変形性関節症	へんけいせいかんせつしょう		あり・なし	
			関節リウマチ	かんせつりうまち		あり・なし	
			痛風結節	つうふうけっせつ	痛風：尿酸塩　偽痛風：ピロリン酸カルシウムの沈着	あり・なし	
	脊椎疾患		椎間板ヘルニア	ついかんばんへるにあ		あり・なし	
			脊柱管狭窄症	せきちゅうかんきょうさくしょう		あり・なし	
			後縦靱帯骨化症	こうじゅうじんたいこっかしょう	後縦靱帯は脊椎椎体の後縁を上下に連結し脊柱を縦走する	あり・なし	
			黄色靱帯骨化症	おうしょくじんたいこっかしょう	黄色靱帯は脊椎椎弓の間を上下に連結し脊柱を縦走する	あり・なし	
	腫瘍		骨腫瘍	こつしゅよう	骨肉腫、軟骨肉腫、ユーイング肉腫	あり・なし	
			脊髄腫瘍	せきずいしゅよう		あり・なし	
	その他		手根管症候群	しゅこんかんしょうこうぐん	手関節にある手根管は正中神経が通っているトンネルで、神経が圧迫されると第1～3指に痺れが出る	あり・なし	
			ヘバーデン結節	へばーでんけっせつ	手指DIP関節の変形性関節症	あり・なし	
			ガングリオン	がんぐりおん	手首・足首などの関節に好発する粘液を入れた嚢胞	あり・なし	

(5) 皮膚・眼科・耳鼻咽喉科系

大分類	中分類	小分類	基本用語	ふりがな	備考	値	単位
皮膚	所見・症状	外観	色調	しきちょう		正常・異常	
			発赤	ほっせき		あり・なし	
			腫脹	しゅちょう		あり・なし	
			浮腫	ふしゅ	限局性か全身性か、また脛骨前面の浮腫の有無、圧痕の有無も記載する	あり・なし	
			肥厚	ひこう		あり・なし	
			非薄化	ひはくか		あり・なし	
			萎縮	いしゅく		あり・なし	

大分類	中分類	小分類	基本用語	ふりがな	備考	値	単位
			描記	びょうき	蕁麻疹で、皮膚を引っかくなどの刺激で発赤、膨隆がみられること	あり・なし	
			角化	かくか	表皮の細胞にケラチンが沈着して硬くなること	正常・異常	
			硬化	こうか		あり・なし	
			レイノー現象	れいのーげんしょう	寒さに曝されると両手指がしびれ、色が蒼白か紫色になる現象	あり・なし	
			腫瘍	しゅよう		あり・なし	
		皮膚斑	紅斑	こうはん	毛細血管拡張による皮膚の発赤	あり・なし	
			紫斑	しはん	皮膚および粘膜の出血斑	あり・なし	
			白斑	はくはん	メラニン色素の脱出で、皮膚が白くなったもの	あり・なし	
			色素斑	しきそはん	メラニン色素が皮膚に沈着することにより生じるもの。シミ	あり・なし	
		皮疹（原発性）	丘疹	きゅうしん	大きさがエンドウ豆以下の皮膚の隆起	あり・なし	
			水疱	すいほう	血清、フィブリンなどを内容とした袋状の皮疹	あり・なし	
			膨疹	ぼうしん	蕁麻疹	あり・なし	
			膿疱	のうほう	水疱の内容物が膿のもの。細菌感染	あり・なし	
			嚢腫	のうしゅ	内容物が液体で袋状の良性腫瘍	あり・なし	
			結節	けっせつ	大きさがエンドウ豆以上の充実性の隆起	あり・なし	
		皮疹（続発性）	表皮剥離	ひょうひはくり	潰瘍より軽微で、不連続的に上皮組織が残っている状態	あり・なし	
			糜爛	びらん	皮膚や粘膜を覆う上皮組織が傷つき、欠損した状態	あり・なし	
			潰瘍	かいよう		あり・なし	
			萎縮	いしゅく		あり・なし	
			痂皮	かひ	かさぶた	あり・なし	
			鱗屑	りんせつ	表皮の角質が肥厚し、剥離（はくり）したもの	あり・なし	
			胼胝	べんち	たこ	あり・なし	
			鶏眼	けいがん	うおのめ	あり・なし	
			膿瘍	のうよう		あり・なし	
			腫瘤	しゅりゅう		あり・なし	
			腫瘍	しゅよう		あり・なし	
		皮疹（その他）	苔癬	たいせん	多数の丘疹が群集し持続する状態	あり・なし	
			乾癬	かんせん	慢性の炎症性の皮膚角化	あり・なし	

大分類	中分類	小分類	基本用語	ふりがな	備考	値	単位
			痤瘡	ざそう	ニキビ、面皰（めんぽう）	あり・なし	
			疱瘡	ほうそう	天然痘（てんねんとう）	あり・なし	
			天疱瘡	てんぽうそう	自己免疫疾患で、全身の皮膚に多数の水疱ができる病気	あり・なし	
			粃糠疹	ひこうしん	皮膚の表層の角質が増殖して、糠（ぬか）のようにはがれる状態	あり・なし	
			乾皮症	かんぴしょう	皮膚が乾燥し、ガサガサのフケ状のものが付着した状態	あり・なし	
			魚鱗癬	ぎょりんせん	魚の鱗のように皮膚の表面が硬く乾燥する疾患	あり・なし	
			汗疱	かんぽう	手掌・足底にできる痒みを伴う小水疱	あり・なし	
			痒疹症	そうようしょう		あり・なし	
			膿痂疹	のうかしん	細菌の感染により表皮内で化膿を起こし、水疱とかさぶたができた状態。とびひ	あり・なし	
			丹毒	たんどく	溶連菌感染による真皮の広範な急性の化膿性炎症	あり・なし	
			蜂窩織炎	ほうかしきえん	真皮から皮下脂肪層にまで及ぶ、びまん性の化膿性炎症	あり・なし	
			節	せつ	１本の毛孔に細菌が感染して生じる皮膚感染症	あり・なし	
			癰	よう	複数の毛孔に細菌が感染して生じる皮膚感染症	あり・なし	
			帯状疱疹	たいじょうほうしん	水痘・帯状疱疹ウイルス感染症	あり・なし	
			口唇ヘルペス	こうしんへるぺす	単純ヘルペスウイルス感染症	あり・なし	
			癜風	でんぷう	細かい鱗屑が付着する真菌感染症	あり・なし	
			疥癬	かいせん	ヒゼンダニの寄生。疥癬トンネル	あり・なし	
		創傷	熱傷	ねっしょう	深さにより１～３度に分類	あり・なし	
			凍傷	とうしょう	しもやけ	あり・なし	
			褥瘡	じょくそう	皮膚や皮下組織が圧迫されて壊死した状態。床ずれ	あり・なし	
			壊死	えし		あり・なし	
			創傷	そうしょう	「真皮、皮下組織、筋層、骨、臓器に至る」など深さを記載する	あり・なし	
			擦過傷	さっかしょう	物にこすって表皮が剥がれた状態。すりきず	あり・なし	
			切創	せっそう		あり・なし	
			挫創	ざそう	転倒や打撲による皮膚の打ちみ	あり・なし	
			裂創	れっそう		あり・なし	
			刺創	しそう		あり・なし	
			打撲創	だぼくそう		あり・なし	
			創哆開	そうしかい	閉じていた創が開いてしまうこと	あり・なし	

大分類	中分類	小分類	基本用語	ふりがな	備考	値	単位
		爪	創感染	そうかんせん		あり・なし	
			手術痕	しゅじゅつこん		あり・なし	
			陥入爪	かんにゅうそう	巻き爪	あり・なし	
			爪甲剥離	そうこうはくり		あり・なし	
			爪下異物	そうかいぶつ		あり・なし	
			爪甲下出血	そうこうかしゅっけつ		あり・なし	
			瘭疽	ひょうそ	爪周囲の化膿性炎症。爪周囲炎	あり・なし	
		リンパ節	リンパ節腫脹	りんぱせつしゅちょう		数値	個
			硬さ	かたさ		硬・弾性硬・軟	
			可動性	かどうせい		あり・なし	
			自発痛	じはつつう		あり・なし	
			圧痛	あっつう		あり・なし	
眼	症状・所見	眼瞼	下垂	かすい		あり・なし	
			浮腫	ふしゅ		あり・なし	
			麦粒腫	ばくりゅうしゅ	汗腺や、まつげの毛根に細菌の感染を生じたもの。ものもらい	あり・なし	
			霰粒腫	さんりゅうしゅ	マイボーム腺の出口がつまって肉芽腫という塊ができる病気。麦粒腫と異なり、細菌感染を伴わない無菌性の炎症	あり・なし	
			痙攣	けいれん		あり・なし	
		眼球	欠損	けっそん		あり・なし	
			萎縮	いしゅく		あり・なし	
			突出	とっしゅつ		あり・なし	
			陥凹	かんおう		あり・なし	
			斜視	しゃし	内斜視、外斜視、上下斜視	あり・なし	
		球結膜	異物	いぶつ		あり・なし	
			充血	じゅうけつ		あり・なし	
			結膜下出血	けつまくかしゅっけつ		あり・なし	
			黄染	おうせん		あり・なし	
			翼状片	よくじょうへん	結膜が、目頭（めがしら）の方から黒目に三角形状に入り込んでくる病気	あり・なし	
		眼瞼結膜	眼瞼結膜	がんけんけつまく		正常・異常	
			眼脂	がんし	目から出る泌物。目やに	あり・なし	

大分類	中分類	小分類	基本用語	ひらがな	備考	値	単位
		角膜	角膜	かくまく		正常・異常	
			異物	いぶつ		あり・なし	
			白斑	はくはん		あり・なし	
		瞳孔	視力	しりょく	光覚弁、指数弁	数値	
			近視	きんし		あり・なし	
			遠視	えんし		あり・なし	
			乱視	らんし		あり・なし	
			色覚	しきかく		正常・異常	
			老人環	ろうじんかん	高齢者の角膜周辺部に沿って輪部に脂質が沈着し、黄白色の濁を生じるもの	あり・なし	
		水晶体	白内障	はくないしょう	水晶体が灰白色や白色に濁り、ぼやけてみえる状態	あり・なし	
		硝子体・眼圧	飛蚊症	ひぶんしょう	眼前を蚊や糸くずが飛んでいるようにみえる状態	あり・なし	
			緑内障	りょくないしょう	眼圧の上昇により視神経が障害される病気	あり・なし	
		眼底	Keith-Wagener 分類	キースーワグナーぶんるい	高血圧による眼底所見の変化	I・II・III・IV	群
			Scheie 分類	シャイエぶんるい	高血圧所見(H)、動脈硬化所見(S)	I・II・III・IV	度
			糖尿病性変化	とうにょうびょうせいへんか		NDR・SDR・PPDR・PDR	群
		網膜	網膜白斑	もうまくはくはん		あり・なし	
			点状出血	てんじょうしゅっけつ		あり・なし	
			網膜剥離	もうまくはくり		あり・なし	
		眼涙	鼻涙管狭窄	びるいかんきょうさく	鼻涙管は眼と鼻腔をつなぐ涙の通路	あり・なし	
耳鼻咽喉	症状・所見	鼻	変形	へんけい	鼻骨骨折	あり・なし	
			鞍鼻	あんび	鼻中隔などが破れ鼻がつぶされた状態	あり・なし	
			鼻出血	びしゅっけつ		あり・なし	
			キーゼルバッハ部	きーぜるばっはぶ	鼻中隔の前方にある、軟らかい部分で皮膚から粘膜に移行している部分。血管が豊富	正常・異常	
			鼻漏	びろう	漿液性、膿性、髄液鼻漏	あり・なし	
			鼻腔粘膜びらん	びくうねんまくびらん		あり・なし	
			粘膜発赤	ねんまくほっせき		あり・なし	
			粘膜腫瘤	ねんまくしゅりゅう		あり・なし	

大分類	中分類	小分類	基本用語	ひらがな	備考	値	単位
			鼻中隔	びちゅうかく		正常・彎曲	
			副鼻腔	ふくびくう	上顎洞、篩骨洞、前頭洞、蝶形骨洞	正常・異常	
		外耳	外耳	がいじ		正常・異常	
			耳介	じかい		正常・異常	
			外耳道	がいじどう		正常・異常	
			耳垢	じこう		あり・なし	
		鼓膜	耳漏	じろう	漿液性、膿性、髄液耳漏	あり・なし	
			穿孔	せんこう		あり・なし	
		中耳	聴力	ちょうりょく		数値	dB
			耳小骨	じしょうこつ	つち、きぬた、あぶみ骨	正常・異常	
		内耳	三半規管	さんはんきかん	身体の平衡感覚を司る	正常・異常	
			蝸牛	かぎゅう	聴覚を司る	正常・異常	
		口臭	アルコール臭	あるこーるしゅう		あり・なし	
			アセトン臭	あせとんしゅう	糖尿病、アシドーシス	あり・なし	
			尿臭	にょうしゅう	慢性腎不全、尿毒症	あり・なし	
		口唇	唇裂	しんれつ		あり・なし	
			ヘルペス	へるぺす		あり・なし	
			アフタ	あふた	潰瘍よりも小さくて浅い口腔粘膜の病変	あり・なし	
			チアノーゼ	ちあのーぜ		あり・なし	
		舌	巨大舌	きょだいぜつ	ALS、延髄障害（球麻痺）	あり・なし	
			舌萎縮	ぜついしゅく		正常・異常	
			舌苔	ぜったい	舌の表面に細菌やかすが付着、上皮のかすが付着したもの	あり・なし	
			イチゴ舌	いちごじた	溶連菌感染症、川崎病	あり・なし	
			舌潰瘍	ぜつかいよう		あり・なし	
		歯	歯牙	しが	歯	正常・異常	
			齲歯	うし	虫歯	あり・なし	
			義歯	ぎし		あり・なし	
		歯肉	歯肉肥厚	しにくひこう		あり・なし	
		口腔	口蓋裂	こうがいれつ	先天的に上あごがくっついていない状態	あり・なし	
			頬粘膜	きょうねんまく		正常・異常	

大分類	中分類	小分類	基本用語	ひらがな	備考	値	単位
主な疾患			出血斑	しゅっけつはん		あり・なし	
			コプリック斑	こぷりっくはん	麻疹のとき、頬の内側にできる粟粒大の白色の水疱	あり・なし	
			粘膜疹	ねんまくしん		あり・なし	
		咽頭	咽頭発赤	いんとうほっせき		あり・なし	
			軟口蓋点状出血	なんこうがいてんじょうしゅっけつ		あり・なし	
			偽膜形成	ぎまくけいせい	ジフテリア、伝染性単核球症、連鎖球菌性咽頭炎、ウイルス性浸出性咽頭炎など	あり・なし	
		扁桃	扁桃肥大	へんとうひだい		あり・なし	
		耳	外耳炎	がいじえん		あり・なし	
			中耳炎	ちゅうじえん		あり・なし	
			ラムゼイ・ハント症候群	らむぜい・はんとしょうこうぐん	帯状疱疹ウイルスの感染により、耳周囲の神経痛、顔面神経麻痺、難聴、めまいなどを生じる疾患	あり・なし	
			メニエール病	めにえーるびょう	めまいに難聴や耳鳴など聴覚障害を伴う疾患	あり・なし	
			良性頭位変換性めまい	りょうせいとういへんかんせいめまい	頭を動かしたときに生じる数秒から十数秒の回転性めまい。耳石の異常による	あり・なし	
			前庭神経炎	ぜんていしんけいえん	突然出現する激しい回転性のめまい	あり・なし	
			突発性難聴	とっぱつせいなんちょう		あり・なし	
		鼻	鼻炎	びえん		あり・なし	
			鼻出血	びしゅっけつ		あり・なし	
			副鼻腔炎	ふくびくうえん		あり・なし	
			上顎洞癌	じょうがくどうがん		あり・なし	
		咽頭	扁桃炎	へんとうえん		あり・なし	
			扁桃肥大	へんとうひだい	咽頭扁桃が病的に肥大した状態	あり・なし	
			アデノイド	あでのいど		あり・なし	
		喉頭	声帯ポリープ	せいたいぽりーぷ		あり・なし	
			声門癌	せいもんがん		あり・なし	

(6) 泌尿・生殖器系

大分類	中分類	小分類	基本用語	ふりがな	備考	値	単位
泌尿器	解剖		腎臓	じんぞう		正常・異常	

大分類	中分類	小分類	基本用語	ふりがな	備考	値	単位
			腎盂	じんう	腎臓と尿管の接続部で漏斗状に広がり、尿が集まるところ	正常・異常	
			尿管	にょうかん		正常・異常	
			膀胱	ぼうこう		正常・異常	
			前立腺	ぜんりつせん	膀胱の出口で、尿道を輪状に取り巻いているクルミ大の分泌腺	正常・異常	
			尿道	にょうどう		正常・異常	
			陰嚢	いんのう	睾丸、副睾丸を収める袋で、精子の形成に適切な温度(34〜35℃)を維持する機能をもつ	正常・異常	
			睾丸	こうがん	精子をつくる器官(＝精巣)	正常・異常	
			副睾丸	ふくこうがん	精巣の上部に覆いかぶさっており、睾丸でつくられた精子を貯蔵するところ(＝精巣上体)	正常・異常	
			精索	せいさく	副睾丸に貯えられた精子を尿道まで運ぶ細長い管	正常・異常	
			陰茎	いんけい		正常・異常	
			亀頭	きとう	陰茎の先端の太い部分	正常・異常	
	症状・所見		頻尿	ひんにょう	排尿の回数が多くなる状態	あり・なし	
			乏尿	ぼうにょう	尿量が著しく少なく400 mL/日以下の状態で、急性腎炎・腎不全・脱水・ショックなどでみられる	あり・なし	
			無尿	むにょう	乏尿よりもさらに尿量が低下し、100 mL/日以下となった状態	あり・なし	
			尿閉	にょうへい	膀胱や尿道の障害により、膀胱内に溜まった尿を排泄できない状態	あり・なし	
			血尿	けつにょう	尿に血液が混じっている状態で、腎臓や尿路の炎症・腫瘍などでみられる。肉眼的血尿、顕微鏡的血尿	あり・なし	
			混濁尿	こんだくにょう	血尿、膿尿、塩類尿、細菌尿など濁った尿	あり・なし	
			排尿時痛	はいにょうじつう		あり・なし	
			排尿困難	はいにょうこんなん		あり・なし	
			残尿感	ざんにょうかん	排尿直後にまだ出し足りないと感じる状態で、膀胱炎や前立腺肥大症などで出現する	あり・なし	
			尿失禁	にょうしっきん		あり・なし	
			夜尿	やにょう	睡眠中に無意識に尿をもらしてしまう状態で、排尿を調節できる4歳以上でみられる場合	あり・なし	
			背部痛	はいぶつう	尿路結石の際、背部を叩打すると結石のある位置で痛みが増強する	あり・なし	
			勃起障害	ぼっきしょうがい		あり・なし	

大分類	中分類	小分類	基本用語	ふりがな	備考	値	単位
	主な疾患	腎	血精液症	けっせいえきしょう	精液の中に血液が混入している状態で、炎症によるものが多い	あり・なし	
			腎癌	じんがん		あり・なし	
			腎嚢胞	じんのうほう	嚢胞：液体成分を内容とする袋状の良性腫瘍	あり・なし	
			腎盂腎炎	じんうじんえん	細菌感染を原因とする腎盂ならびに腎実質の炎症で、発熱・混濁尿・細菌尿などの症状がみられる	あり・なし	
			水腎症	すいじんしょう	狭窄・結石など尿路の通過障害のため、腎盂に尿が溜まり拡張した状態	あり・なし	
			腎結石	じんけっせき		あり・なし	
		尿管	尿管腫瘍	にょうかんしゅよう		あり・なし	
			尿管結石	にょうかんけっせき		あり・なし	
			尿管狭窄	にょうかんきょうさく	先天性の腎盂尿管移行部の狭窄や外傷、炎症が原因	あり・なし	
		膀胱	膀胱癌	ぼうこうがん	尿膜管から発生する癌	あり・なし	
			尿膜管癌	にょうまくかんがん		あり・なし	
			ポリープ	ぽりーぷ		あり・なし	
			膀胱炎	ぼうこうえん		あり・なし	
			膀胱結石	ぼうこうけっせき		あり・なし	
			神経因性膀胱	しんけいいんせいぼうこう	攣縮性膀胱・弛緩性膀胱など、排尿に関与する神経の障害によって膀胱機能に異常が生じた状態	あり・なし	
			過活動膀胱	かかつどうぼうこう	膀胱の不随意の収縮により、頻尿、尿失禁などの尿意切迫感を伴う排尿障害	あり・なし	
			膀胱尿管逆流	ぼうこうにょうかんぎゃくりゅう	尿管と膀胱の移行部には尿の逆流を防止する機構があるが、破綻すると尿が膀胱から尿管・腎に向かって逆流する現象。原因は先天性、神経因性膀胱、尿道狭窄、前立腺肥大など	あり・なし	
			尿膜管遺残	にょうまくかんいざん	尿膜管：胎生期には臍と膀胱の間に尿膜管があり、臍帯とつながっている	あり・なし	
		前立腺	前立腺癌	ぜんりつせんがん	初期には自覚症状がほとんどなく、血中の前立腺特異抗原（PSA）高値の場合にその存在を疑う	あり・なし	
			前立腺肥大症	ぜんりつせんひだいしょう	前立腺が肥大して尿道を圧迫し、排尿障害を起こす病気	あり・なし	
			前立腺炎	ぜんりつせんえん	主に細菌感染によって起こり、排尿痛・頻尿・疼痛などの症状を伴う	あり・なし	
		尿道	尿道腫瘍	にょうどうしゅよう		あり・なし	

大分類	中分類	小分類	基本用語	ふりがな	備考	値	単位
		陰嚢・陰茎	尿道狭窄	にょうどうきょうさく	尿道の外傷や尿道炎などにより生じた瘢痕が原因となる	あり・なし	
			尿道炎	にょうどうえん		あり・なし	
			睾丸腫瘍	こうがんしゅよう		あり・なし	
			睾丸炎	こうがんえん		あり・なし	
			副睾丸炎	ふくこうがんえん		あり・なし	
			陰嚢水腫	いんのうすいしゅ		あり・なし	
			包茎	ほうけい	陰茎の亀頭が、包皮で覆われたままである状態	あり・なし	
			亀頭包皮炎	きとうほうひえん		あり・なし	
			尖圭コンジローマ	せんけいこんじろーま	陰茎・亀頭・陰唇・膣に乳頭状の疣贅(ゆうぜい)を形成する。ヒト乳頭腫ウイルスによる性感染症	あり・なし	
		その他	クラミジア感染症	くらみじあかんせんしょう	尿道炎や副睾丸炎などの症状を起こす	あり・なし	
			梅毒	ばいどく		あり・なし	
			淋病	りんびょう	激しい排尿痛や灼熱感、時に排膿を伴う尿道炎を発症する	あり・なし	
婦人科	解剖		子宮	しきゅう	子宮体部、子宮頸部	正常・異常	
			卵巣	らんそう		正常・異常	
			卵管	らんかん		正常・異常	
			膣	ちつ		正常・異常	
			外陰	がいいん		正常・異常	
	症状・所見		月経不順	げっけいふじゅん	月経周期の異常	あり・なし	
			無月経	むげっけい	原発性:18歳までに初潮がない場合 続発性:3ヵ月以上月経が停止した場合	あり・なし	
			頻発月経	ひんぱつげっけい	月経周期24日以内のもの	あり・なし	
			稀発月経	きはつげっけい	月経周期39日~3ヵ月未満のもの	あり・なし	
			過多月経	かたげっけい	出血量が異常に多いもの	あり・なし	
			過少月経	かしょうげっけい	出血量が異常に少ないもの	あり・なし	
			月経前緊張症	げっけいぜんきんちょうしょう	月経前数日間にわたり、腰痛・腹痛・頭痛・悪心・食欲不振・乳房の緊満感などさまざまな不快を感じる状態	あり・なし	
			月経困難症	げっけいこんなんしょう	月経期間中に、激しい腹痛や腰痛、下痢、悪心などがみられる状態	あり・なし	
			不正出血	ふせいしゅっけつ	機能性出血:ホルモンの異常により月経周期以外に出血する状態 器質性出血:炎症や腫瘍などにより性器から出血する状態	あり・なし	

大分類	中分類	小分類	基本用語	ひらがな	備考	値	単位
			帯下	たいげ	おりもの	あり・なし	
	主な疾患	子宮	更年期障害	こうねんきしょうがい	卵巣機能の低下によってホルモンのバランスが崩れ、のぼせ・めまい・動悸・頭痛・肩凝りなど種々の症状を呈する状態	あり・なし	
			子宮癌	しきゅうがん	子宮体癌、子宮頸癌	あり・なし	
			子宮筋腫	しきゅうきんしゅ		あり・なし	
			子宮内膜症	しきゅうないまくしょう	子宮内膜組織が、正常部位（子宮の内腔）以外に発生して増殖する病気。月経周期に合わせて増殖や出血、剥離を繰り返し、病状が進むと激しい月経痛を起こす	あり・なし	
			子宮頸管ポリープ	しきゅうけいかんぽりーぷ		あり・なし	
			胞状奇胎	ほうじょうきたい	胎盤の一部となる絨毛膜の組織が、異常増殖して多数のブドウの房状になり、胎児は死亡し流産となる妊娠異常	あり・なし	
			子宮脱	しきゅうだつ		あり・なし	
		卵巣・卵管	卵巣癌	らんそうがん		あり・なし	
			卵管癌	らんかんがん		あり・なし	
			卵管炎	らんかんえん		あり・なし	
			絨毛癌	じゅうもうがん	絨毛を発生母地とする悪性腫瘍。胞状奇胎が癌に進行する場合もある	あり・なし	
		腟・外陰	腟癌	ちつがん		あり・なし	
			腟炎	ちつえん	老人性、カンジダ、トリコモナス腟炎など	あり・なし	
			外陰癌	がいいんがん		あり・なし	
			外陰潰瘍	がいいんかいよう	細菌やヘルペスウイルス、梅毒スピロヘータなどの感染が原因。ベーチェット病でもみられる	あり・なし	
			外陰瘙痒症	がいいんそうようしょう	外的な摩擦や帯下の増加、腟炎、自律神経のバランス下の原因	あり・なし	
			バルトリン腺炎	ばるとりんせんえん	バルトリン腺：腟口の左右に一対存在する粘液分泌腺	あり・なし	
産科	症状・所見	妊娠	妊娠週数	にんしんしゅうすう		数値	週日
			胎位	たいい	縦位（頭位、骨盤位）、横位、斜位		
			胎向	たいこう	第一胎向：児背が母体の左側に位置 第二胎向：児背が母体の右側に位置		
			胎動	たいどう		あり・なし	
			胎児心拍	たいじしんぱく	胎児心拍数：110～160 bpm	正常・異常	

大分類	中分類	小分類	基本用語	ひらがな	備考	値	単位
						正常・異常	
			羊水量	ようすいりょう	羊水：羊膜腔を満たす液体で胎児を保護する	正常・異常	
			胎盤位置	たいばんいち	前置胎盤：胎盤が子宮口の一部、または全部を覆いだ状態		
			児頭大横径	じとうだいおうけい	Biparietal Diameter；BPD	数値	cm
			大腿骨長	だいたいこつちょう	Femur Length；FL	数値	cm
			アプガースコア	あぷがーすこあ	娩出直後の児の状態を表す指標。0〜10点	数値	点
主な疾患		妊娠	不妊症	ふにんしょう	避妊をしていないのに、2年以上にわたって妊娠に至らない状態	あり・なし	
			子宮外妊娠	しきゅうがいにんしん	卵管妊娠が最多、その他卵巣外、腹腔妊娠	あり・なし	
			妊娠悪阻	にんしんおそ	つわりがひどく、治療が必要になった状態	あり・なし	
			妊娠中毒症	にんしんちゅうどくしょう	三大症状：高血圧、蛋白尿、浮腫 （平成17年から妊娠高血圧症候群に名称変更）	あり・なし	
			妊娠高血圧症候群	にんしんこうけつあつしょうこうぐん	妊娠20週以降から出産後12週までの間に、高血圧、または高血圧に蛋白尿を伴う場合	あり・なし	
			HELLP症候群	へるぷしょうこうぐん	Hemolytic anemia（溶血性貧血） Elevated Liver enzymes（肝酵素上昇） Low Platelet count（血小板低下）	あり・なし	
			子癇	しかん	妊産婦が異常な高血圧と共に、痙攣または意識喪失を起こす状態	あり・なし	
			流産	りゅうざん	胎児が妊娠24週未満で排出され、妊娠が中絶すること	あり・なし	
			早産	そうざん	妊娠第24週以後第37週未満の分娩	あり・なし	
			常位胎盤早期剥離	じょういたいばんそうきはくり	子宮の正常位置に付着した胎盤が、胎児娩出前に子宮壁から剥がれてしまう状態	あり・なし	
			前期破水	ぜんきはすい	陣痛がまだ起こっていない段階で破水すること	あり・なし	
		分娩	微弱陣痛	びじゃくじんつう	子宮の収縮力が弱く、十分な陣痛が得られず分娩が進まない状態	あり・なし	
			児頭骨盤不均衡	じとうこつばんふきんこう	児頭と母体の骨盤の大きさが釣り合っていないために経腟分娩が不可能な状態	あり・なし	
			子宮破裂	しきゅうはれつ	分娩時に急激な子宮内圧の上昇で子宮の一部が裂ける状態	あり・なし	
			癒着胎盤	ゆちゃくたいばん	胎盤が子宮に癒着していて剥離が困難となる状態	あり・なし	
		感染症	風疹	ふうしん	先天性風疹症候群：心奇形、難聴、白内障、脳性麻痺	あり・なし	
			クラミジア感染症	くらみじああかんせんしょう	母体：骨盤腹膜炎、子宮内膜炎、卵管炎 新生児：肺炎、結膜炎	あり・なし	
			カンジダ感染症	かんじだかんせんしょう	母体：カンジダ腟炎	あり・なし	
			サイトメガロウイルス感染症	さいとめがろういるすかんせんしょう	新生児：肝臓機能障害、水頭症、難聴、知能障害	あり・なし	

大分類	中分類	小分類	基本用語	ひらがな	備考	値	単位
			ヘルペスウイルス感染症	へるぺすういるすかんせんしょう	新生児ヘルペス：全身感染、脳炎	あり・なし	
			淋病	りんびょう	母体：膣炎 新生児：結膜炎、失明	あり・なし	

※注釈にあたっては、医学大辞典(南山堂)、ウィキペディア(Wikimedia 財団)、大辞泉(小学館)、大辞林(三省堂)を参考にした。

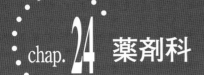
薬剤科

「処方」「注射」オーダの代行入力時の注意点を確認する。薬剤師の業務の概要を理解する。

I. 薬剤科の主な業務

1 調剤業務
　最も基本の業務で、医師の処方せんに従って錠剤、散剤、外用薬を調剤する。薬の量が年齢から考えて適切な量であるか、飲み合わせの悪い薬がないか、副作用などをチェックし、疑問点があれば医師に疑義照会をする。

2 製剤業務
　ほとんどの薬は、製薬会社で製造されているが、消毒剤などの外用薬で市販されていない薬は院内で製造する。医師からの依頼を受け、必要性や安全性を薬事審議会で検討した後、温度や湿度などの安定性や保存方法を検討のうえ製造する。

3 医薬品管理業務
　医薬品の購入と保管、そして各部門への供給を行う。特に、品質の管理(温度、湿度、光)には万全を期す必要がある。

4 注射薬調剤業務
　注射処方せんの内容について、投与量、経路、速度、期間などのチェックを行い調剤する。特に、抗がん剤の調剤には、治療方法(プロトコール)に沿ったものであるかを厳重にチェックし、適切に使用されるように細心の注意が求められる。高カロリー輸液剤の混合は無菌室を使用する。

5 医薬品情報(Drug Information；DI)業務
　数多くある薬の効果や副作用の情報を収集し管理している。収集された情報は、医師をはじめ職員に院内LANや医薬品情報集として提供している。薬剤によって副作用が発現した場合は、厚労省や製薬メーカーに情報をフィードバックしている。

6 薬物血中濃度測定(Therapeutic Drug Monitoring；TDM)業務
　服用している薬の血中濃度を測定し、治療有効域に維持されるよう、患者個々の投与量の確認・投与設計を行っている。抗てんかん薬、強心薬、特定の抗生物質などが対象になる。

7 薬歴管理
　複数の診療科を受診している場合、重複投与や飲み合わせの悪い薬が処方される可能性があり、薬剤科でチェックを行っている。また、薬に対するアレルギー、禁忌情報を患者ごとに管理している。

8 薬剤管理指導(服薬指導)業務

　薬を適正かつ安全に使用してもらうことを目的に、入院患者が使用している薬を持参薬も含めて詳細に記録をとり、薬の相互作用や出現する可能性のある副作用をチェックしている。また、患者と面談し、アレルギーの有無、副作用は出現していないかを確認する。問題がある場合や、患者の希望などについては医師に報告する。

9 治験業務

　まだ市販されていない薬の効果や副作用を、実際の患者に使用して調査することを治験という。既存の薬に比べて高い効果が期待できる半面、未知の重篤な副作用も懸念される。そのため治験は、院内の委員会で決まったルールに基づき、患者の人権を尊重して実施される。この治験を安全かつ適正に実施するため、治験コーディネーターという資格がある。

Ⅱ. 医薬品の分類

　医薬品はそれぞれの効能により、大きく次の8つに分類される。また、1つの医薬品で複数の薬効を有する薬もあり、剤形や用法・用量が異なるため、注意が必要である。

　　(例) キシロカイン®

　　　1%キシロカイン® 局所麻酔用【麻酔剤】

　　　1回量200 mg(20 ml)を上限に、麻酔範囲に応じて適宜増減する。

　　　2%キシロカイン® 静注用【不整脈用剤】

　　　1回量50〜100 mg(2.5〜5.0 ml)を1〜2分間で緩徐に静脈内注射する。

1 神経系および感覚器官用医薬品

①中枢神経系用薬(抗不安薬、抗てんかん薬、抗パーキンソン薬、全身麻酔薬など)
②末梢神経系用薬(筋弛緩薬、自律神経薬、局所麻酔薬など)
③感覚器官用薬(眼科用薬、耳鼻科用薬、鎮暈薬など)

2 個々の器官系用医薬品

①循環器官用薬(強心薬、不整脈用薬、利尿薬、血圧降下薬など)
②呼吸器官用薬(鎮咳薬、去たん薬、気管支拡張薬、含嗽薬など)
③消化器官用薬(止しゃ薬、整腸薬、潰瘍用薬、制酸薬、下剤、浣腸薬など)
④ホルモン剤(脳下垂体ホルモン剤、甲状腺ホルモン剤、ステロイド剤、男性ホルモン剤、卵胞ホルモンおよび黄体ホルモン剤など)
⑤泌尿生殖器官および肛門用薬(泌尿器官用薬、生殖器官用薬、子宮収縮薬、痔疾用薬など)
⑥外皮用薬(殺菌消毒薬、創傷保護薬、鎮痛・消炎薬、寄生性皮膚疾患用薬など)
⑦歯科口腔用薬
⑧その他

3 代謝性医薬品

①ビタミン剤(ビタミンA、B、B_1、C、D、E、K剤)

②滋養強壮薬(カルシウム剤、無機質製剤、糖類剤、タンパクアミノ酸製剤など)

③血液・体液用薬(血液代用薬、止血薬、血液凝固阻止薬など)

④人工透析用薬(人工腎臓透析用剤、腹膜透析用剤など)

⑤その他(肝臓疾患用薬、糖尿病用薬、痛風治療薬、解毒薬など)

4 組織細胞機能用医薬品

①細胞賦活用薬(クロロフィル製剤など)

②腫瘍用薬(アルキル化剤、代謝拮抗薬、抗腫瘍性抗生物質製剤など)

③放射性医薬品

④アレルギー用薬(抗ヒスタミン剤など)

⑤その他

5 生薬および漢方処方に基づく医薬品

①生薬

②漢方製剤

③その他

6 病原生物に対する医薬品

①抗生物質製剤(主としてグラム陽性菌に作用するもの、陰性菌に作用するもの、マイコプラズマに作用するもの、抗酸菌に作用するものなど)

②化学療法剤(サルファ薬、抗結核薬、抗ウイルス薬など)

③生物学的製剤(ワクチン類、毒素およびトキソイド類、血液製剤類など)

④寄生動物に対する薬(抗原虫剤、駆虫剤など)

7 治療を主目的としない医薬品

①調剤用薬(賦形薬、溶解薬、軟膏基剤など)

②診断用薬(X線造影剤など)

③公衆衛生用薬(殺虫剤、防虫剤、防腐剤など)

④体外診断用医薬品(一般検査、血液検査、生化学検査、免疫血清学的検査用試薬など)

⑤その他

8 麻薬

①アルカロイド系麻薬(アヘンアルカロイド系、コカアルカロイド系製剤など)

②非アルカロイド系麻薬(合成麻薬)

Ⅲ. 「処方」「注射」オーダ業務

　医師事務作業補助者が、薬剤師の業務に携わることはない。医師が診療録や、指示箋に記入した「処方」「注射」オーダを、オーダリングシステムや電子カルテに代行入力する業務を行う。この場合、医療行為が行われる前の「事前入力」と、既に行われた後の「事後入力」に分かれる。事後入力は、夜間、医師の口頭指示により看護師が投薬・点滴などを行った

際に、指示受け票や処置伝票に看護師が記録した内容を、医師事務作業補助者が後日入力する場合である。事前入力の場合、薬剤名や用量・用法の転記ミスによる誤薬は患者の生命に直接影響を及ぼすため、注意しなければならない。東京都の医療安全推進事業に報告された1例(平成16年4月)である。

> 患者Aの処方せんが医師の手書きで読めなかった。薬剤師は外来に、「読めないがおそらくセロクエル®ではないか、医師は？」と問い合わせると、看護師が医師に、「読めないですが、セロクエル®でしょうか？」と口頭で確認した。医師からセロクエル®との回答があり、薬剤科ではセロクエル®3T/分3を調剤し投与した。3日後、別の患者Bが、セロクラール®(20)3T/分3を同医師から処方された処方せんをもってきた。薬剤科では院内不採用薬であると返答したところ、「おかしい、この前出した」と医師が言ったことから患者Aのセロクエル®がセロクラール®の間違いであったことが明らかになった。

めまい治療薬の「セロクラール®」と、統合失調症治療薬の「セロクエル®」を間違えた事例である。なぜ誤薬が生じたのか。
①医師の書いた文字が判読不能なほど悪筆であった。
②薬剤師は直接医師に確認せず、第三者(看護師)が介在している。
③セロクラール®は院内では不採用の薬であることを医師は知らずに処方し、薬剤師はセロク○○で始まる薬はセロクエル®と思い込んでいた。
④医師は頭の中では「セロクラール®」と思っていても、看護師の「セロクエル®ですか？」の問い合わせに、「セロクラール®」と聞き間違えた可能性あり。
⑤直接、処方せんを医師に見せて確認せずに、口頭で確認している。
⑥間違いやすい薬のあることの認識不足。
などが要因として挙げられる。

●**悪筆による記載**

医師を含め医療従事者は、カルテの記録にあたっては、「きれいで、読みやすい文字」での記載を心がけなければならない。また、ドイツ語や英語が混在するカルテも散見されるが、他の職種も共有し患者に開示することを考えると、特別な病名や人名を除いて日本語で記載する必要がある。事故防止のため、また自覚を促すため、読めない処方せんや指示箋については、記載者に書き直しを依頼するのも一法である。

医師事務作業補助者は、医師の手書きのカルテや指示箋に基づいて、「処方」「検査」のオーダを電子カルテに入力していくが、判読困難な場合は、必ず直接医師に疑義照会しなければならない。確認も口頭ではなく、処方せんや診療録を見せながら行う。

●思い込み

　情報は伝わっていく間に、伝え手のそれまでの経験や知識によって、さまざまに変化して伝達される。多くは曖昧な内容に変わる。事故防止のため、救急外来では、使用する薬剤の医師と看護師によるダブルチェックの実施や、調剤時には、薬剤師2名による監査を行うなどの対策がとられている。思い込みや誤認を発見するため、「呼称」や「指差し」による確認も有効である。現在の電子カルテは、薬剤を検索する際に、最初の3文字を入れて絞り込まないと、薬のリストが出ないように配慮されているが、上記のようなセロク〇〇の例もある。やはりシステム上での限界はあり、名称が似ていて間違いやすい薬剤や、規格が数種類あるものは、事前に院内でリストを作成しておきたい。

名称が似ていて間違いやすい薬剤

アマリール®(糖尿病治療薬) …………	アルマール®(抗不整脈薬)
セロクラール®(めまい治療薬) ………	セロクエル®(統合失調症治療薬)
グリミクロン®(糖尿病治療薬) ………	グリチロン®(肝庇護剤)
ウテメリン®(切迫流・早産治療薬) …	メテナリン®(子宮収縮薬)
タキソール® ………………………………	タキソテール®(共に抗がん剤)
ソラナックス®(抗不安薬) ……………	ソランタール®(消炎鎮痛剤)
サクシン®(筋弛緩薬) …………………	サクシゾン®(ステロイド剤)

●口頭での確認、指示受け

　注射薬の「半筒(ハントウ)」を「3筒(サントウ)」と聞き間違えての過量投与や、「4(シ)」と「7(シチ)」の間違いなど、口頭での指示は医療事故の原因になりやすい。そこで、医師事務作業補助者がオーダの代行入力を行う場合は、紙カルテの2号用紙や、指示箋に医師が記載したものを入力すること基本とし、口頭指示での入力は行わない。但し、外来診察室で医師に同席し、口述速記する場合は、オーダを入力した後、画面内容を医師に確認してもらい、登録・発行を行う。代行入力を行った場合は、診察終了時に医師の確認(承認)入力が必要である。

IV. 薬剤管理指導

　薬剤師は入院患者を対象に、現在処方されている薬の内容(効能、用量・用法、副作用など)を説明し、適切な管理ができるように指導し、その内容をカルテに患者ごとに記載している。診断書や指示書などの文書を作成する際には、このような記録も参照するとよい。

```
【薬剤管理指導】　薬剤師　　○子○雅○　　2008/12/10
S)
薬の飲み方は大丈夫。
O)
内服薬は本人が管理されている。
以前にも脳外科から処方があり、用法は理解されている。
昨日で点滴は中止となり、内服薬への切り替え。
　　　サアミオン3錠　分3　朝、昼、夕食後
　　　プラビックス2錠　分1　朝食後
昨日から内服を開始しているが、今のところ気になる自覚症状はない。
A/P)
内服薬の薬効と用法を説明する。
特に、プラビックスについては、内服開始後の2ヶ月間は副作用に注意が必要なこと。
肝機能のチェックのため、定期的な血液検査が必要なことを説明する。
内服薬は自己管理で心配ないと思われるが、念のため定期的に確認していく。
```

●服薬指導の例（脳梗塞　84歳、男性）●
薬剤師による服薬指導の内容が、SOAP形式で診療録に記載されている。

　DPCを導入している医療機関では、入院中の処方が包括対象となるため、入院に際し患者は前医(かかりつけ医など)からの薬を持参するように依頼されることが多い。病棟には先発品をはじめ、同じ成分でも名称の異なるさまざまな後発(ジェネリック)医薬品が氾濫することになる。このため誤薬の防止や、副作用の早期発見など医療安全の点からも、薬剤師の病棟における薬剤管理指導業務はますます重要になってくる。また、医師事務作業補助者は持参薬の名称や処方期間などについて、問診票やお薬手帳をもとにカルテへの転記を医師から依頼されることも多い。これらの中には抗血小板薬、抗凝固薬など、検査・手術にあたり事前に中止が必要な薬もある。複数の医療機関から処方されていることもあり、確認が必要である。入力にあたり不明な点は、医師や薬剤師にためらうことなく問い合わせをする。

chap. 25 放射線科

HIS-RIS-PACS 関連、DICOM 規格について理解する。

I. 放射線科の主な業務

①一般エックス線撮影(Computed Radiography；CR)
②CT 検査(Computed Tomography；CT)
③MRI 検査(Magnetic Resonance Imaging；MRI)
④超音波検査(Ultrasonography；Echo または US)
⑤内視鏡検査(Endoscopic Study；ES)

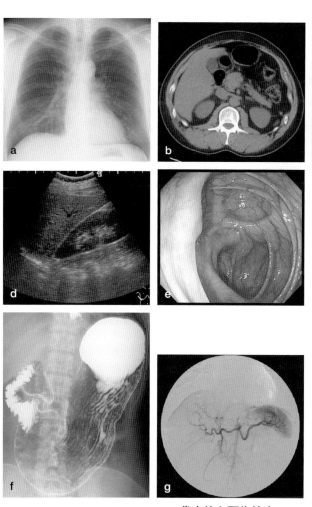

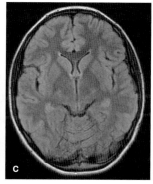

a：CR(胸部)；両側の肺、心臓、胃内のガスが観察される。
b：CT(腹部)；肝臓、胆嚢、膵臓、両側の腎臓(上極)が描出されている。
c：MRI(頭部)；大脳皮質、白質、基底核など細部の観察が可能である。
d：超音波(腹部)；肝臓、腎臓が描出されている。
e：内視鏡(大腸)；盲腸の粘膜が観察されている。
f：透視(胃)；バリウムにより胃の粘膜襞が描出されている。
g：血管撮影(腹腔動脈)；総肝動脈、脾動脈が造影されている。

●代表的な画像検査●

⑥透視検査(Digital Radiography；DR)
⑦血管撮影検査(Angiography；Angio)
⑧骨密度(Bone Mineral Density；BMD)
⑨病棟、救急室、手術室でのポータブル撮影
⑩画像の配信、管理

なお、CR、CT、MRIなどの撮影機器のことをmodality(モダリティー)と呼ぶ。

II. RISとPACS

放射線科は、早くからIT化が進められている部門であり、「診療録等の電子媒体による保存(電子カルテ)」が認められる以前の、平成6年には放射線画像の光磁気ディスク(MO)などによる保存が認められた。デジタル化の中心になるのは、①放射線情報システム(RIS)と、②画像情報システム(PACS)、の2つである。

1 RIS(Radiation Information System)

主な業務は次の5つである。

1 検査予約・検査スケジュール管理・受付

HIS(電子カルテサーバ)から患者基本情報、オーダ情報を取得し、処理する。

2 検査の実施

依頼内容を確認し、モダリティーへ情報を送信する。

3 実施結果のHISへの送信

検査終了後、使用フィルムの枚数、薬剤などの実施情報を入力し、HISに送る。

4 集計

実施内容を日報、週報、月報といった統計として出力する。

5 画像・レポートの情報配信

Web機能を利用し、各端末に画像・レポートなどの情報配信を行う。

2 PACS(Picture Archiving and Communication System)

> P：Picture＝画像
> A：Archiving＝記録、文書として収集すること
> C：Communication＝通信
> S：System＝システム

PACSはCR、CT、MRIなどの各モダリティーから送られてくる画像をファイリングし、読影レポートを添付してRISまたはHISに送る機能を担う。HISは外来・病棟の各端末に画像およびレポートを配信する。PACSの業務は、画像のファイリングと読影レポー

トの作成であり、画像情報とテキスト情報の一元管理を可能にしている。PACSは放射線画像だけではなく、心電図・超音波などの生理検査や内視鏡画像のファイリング・レポート作成も担っている。

III. DICOM規格

電子カルテの運用にあたっては、システムの「真正性、見読性、保存性」が確保されれば、保存形式や媒体に対する制約はなく、各医療機関の自己責任において決定してよいとされている。画像の保存にあたっては、放射線科や生理検査室で行われている検査の、年間件

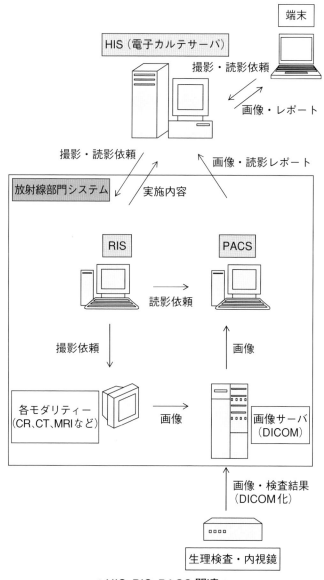

●HIS-RIS-PACS関連●

数をモダリティーごとに算出し、必要な保存容量を予測している。複数の医療従事者が情報を共有するためには、院内のネットワークの構築と、大容量のサーバによる管理が望ましい。医療画像の保存形式にはDICOM規格とJPEG規格がある。

1　DICOM管理の利点

①DICOM画像ファイルは画像以外の多くの情報を含んでいる。
　・画像情報
　・患者属性(氏名、患者番号、性別、生年月日など)
　・検査条件(依頼科、検査装置、撮影条件など)
　　将来どのようなDICOMサーバに移行しても、そのサーバは患者属性、検査条件を認識できる。JPEG画像の場合、これらの情報をもたないため、画像の転送・移行にあたり誰の画像か判読不能となってしまう。
②世界標準規格であり、画像ファイルの受け渡しに有用である。他施設へのファイル転送が容易である。
③画像転送において通信が規格化されているため、DICOM機器同士であれば新たにインターフェースを作成する必要がない。
④今後の医療機器はDICOM出力が前提になっている。JPEG管理の場合、将来DICOMサーバに移行するためには、ファイルをDICOMに変換してサーバに転送する必要がある。

2　DICOM管理の欠点

　DICOM規格は画像とともに、患者属性・検査条件などの情報をもっている点がJPEG規格と大きく異なる。画像の管理が行いやすく、最近の医療機器もDICOM規格化が進んでいる。欠点は画像の容量が大きい点と、システムの構築に費用がかかる点である。

> **DICOM(Digital Imaging and Communications in Medicine)**
> 　医療における画像のデジタル化および通信のための情報伝達規格。医療画像機器をメーカーや機種の違いを越えて接続し、各種の診断画像とその付随情報を相互にやりとりすることを目的としている。デジタル化された画像に、患者の氏名・年齢・性別などの属性を付随させることが可能である。
>
> **JPEG(Joint Photographic Experts Group)**
> 　静止画像データの圧縮方式の1つ。写真などの圧縮に利用され、圧縮率は概ね1/100～1/10程度である。圧縮の際に、若干の画質劣化を許容する(一部のデータを切り捨てる)方式と、まったく劣化のない方式を選ぶことができる。内視鏡や超音波写真などDICOM出力されていない画像を保存する際、DICOMに変換して保存するか、JPEGのまま保存するか検討が必要である。JPEGとはもともとはISOにより設置された専門家組織の名称。

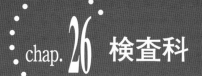
検査科

検査科の主な業務と、検査オーダの流れを理解する。

I. 検査科の主な業務

検査科の業務は大きく、検体検査と生理検査とに分けられる。「検体検査」とは、患者から採取した血液、尿や糞便、痰、さらに組織などを分析する検査で、血液検査、生化学検査、免疫血清検査、微生物検査、病理検査などがある。「生理検査」とは、患者の身体から、機器を用いて、電気信号や圧力変化などを波形として捉えて記録したり、超音波画像を記録したりするもので生体検査とも呼ばれる。

1 検体検査

1 血算・血液像検査・骨髄像検査
白血球数、赤血球数、ヘモグロビン、ヘマトクリット、血小板数、白血球分画(好中球・リンパ球・単球・好酸球・好塩基球)など。

2 凝固検査
出血時間、凝固時間、PT(プロトロンビン時間)、APTT(活性化部分トロンボプラスチン時間)、Fib(フィブリノーゲン)、FDP(フィブリン体分解物)など。

3 生化学・血清検査
肝機能(AST、ALT、ALP、LAP、γ-GTP)
腎機能(UN、CRE)
電解質(Na、K、Cl)
脂質(TC、HDL-C、LDL-C、TG)
糖(BS、HbA_1c)
炎症反応(CRP)
感染症(HBV、HCV、梅毒)など。

4 細菌検査
痰培養、尿培養、血液培養など。

5 輸血検査
血液型判定、交叉適合試験、不規則抗体試験など。

6 血液ガス
血液の pH、O_2、CO_2 など。

7 病理検査
内視鏡で病変部位から採取された生検材料、手術での摘出材料など。

8 細胞診

尿、喀痰、胸水、腹水、子宮頸部擦過細胞、乳腺や甲状腺の穿刺吸引細胞診など。

2 生理検査

①心電図、負荷心電図、ホルター心電図、トレッドミル心電図
②呼吸機能
③心臓超音波、頸動脈超音波
④脳波
⑤筋電図
⑥聴力
⑦眼底写真
⑧脈波、心音図など。

Ⅱ. 検査オーダ

①検体検査のオーダは、必要な項目ごとにチェックを入れていく方法と、頻度の高いものはあらかじめセットが組まれているものもある(右下)。

総合検査(院内)	生化学Ⅱ	一般(尿・便)	腫瘍マーカー(外注)	自己免疫・内分泌
1日血糖	負荷検査	感染症	細菌検査	50音検索
【生化学検査】	■ UA	【感染症検査】	【血液・凝固検査】	【新生児検査】
□ TP	□ Na	□ HBs抗原	■ 血球計算	□ T-B
□ ALB	□ K	□ HCV抗体	□ 血液像	□ U-B
□ A/G	□ Cl	□ 梅毒RPR(定性)	□ 血液像目視	□ APRテスト
□ T-B	□ Ca	□ 梅毒TPAb	□ 網状赤血球	□ ヘパプラスチンテスト
□ D-B	□ IP	□ HIV1/2抗体	□ 血液型(ABO)	□ 血液ガス(臍帯)
□ ZTT	□ Fe	□ HTLV-1抗体	□ 血液型Rh(D)	【血液ガス検査】
□ TTT	□ Mg	□ HBsAb(CLIA)	□ 抗体スクリーニング	□ 血液ガス
□ ALP	□ CRP	【腫瘍マーカー】	□ 交差試験	
■ AST	□ IgG	□ CEA	□ PT	【セット検査】
■ ALT	□ IgA	□ CA19-9	□ APTT	□ 入院時スクリーニング1
□ LD	□ IgM	□ AFP	□ フィブリノーゲン	□ 入院時スクリーニング2
■ γ-GTP	□ アンモニア	□ CA125	□ D-ダイマー	□ 肝スクリーニング
□ LAP	□ 蛋白分画	□ PA	□ トロンボテスト	□ 腎スクリーニング
□ CHE	■ 血糖	【甲状腺】	□ ヘパプラスチンテスト	□ 循環器スクリーニング
□ CK	□ HbA1c	□ TSH	【血球沈降速度】	□ 脂質スクリーニング
□ AMY	□ TIBC	□ FT3	□ 血沈	□ 術前
■ TC	□ UIBC	□ FT4	□ 血沈(speed)	□ 術後1
■ TG	□ フェリチン	【尿検査】	【便検査】	□ 術後2
□ HDL-C	□ トロポニンT(定性)	■ 尿定性	□ 便潜血(化学法)	□ 小児1
■ LDL-C	□ 寒冷凝集反応	■ 尿沈渣	□ 人ヘモグロビン(2日目)	□ 小児2
□ UN		□ 微量アルブミン	□ 人ヘモグロビン(1日目)	□ 透析前
□ CRE		□ 蛋白定量		□ 透析後

●検体検査オーダ画面●

②生理検査は検査目的、依頼内容を記載のうえ、オーダ発行する。

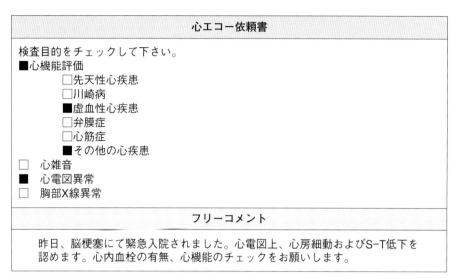

●心エコー依頼書●

Ⅲ. 結果の保存・参照

1 検体検査

検体検査の流れを示す。結果は検査機器から検査システムに戻され、電子カルテサーバに保存される。

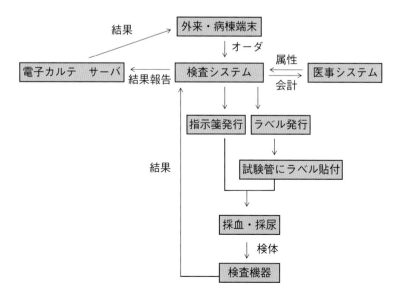

2　生理検査

　生理検査は、機器の出力方式別に保存方法が分かれる。この点で放射線科の画像システムと共通しており、サーバも共有することが多い。

①DICOM 出力の機器：(例)心電図、超音波
②ビデオ信号出力(S 端子または BNC 端子)の機器：(例)超音波、内視鏡
③紙出力の機器：(例)筋電図、呼吸機能、眼底、聴力、病理

　最近は、DICOM 出力の医療機器が主流になっている。結果の保存も、放射線画像と同様に DICOM 一元管理が望ましい。ビデオ信号出力の機器(②)は変換器(コンバータ)にて DICOM に変換、紙出力の機器(③)はスキャナーで取り込んで DICOM サーバによる一元管理とする。

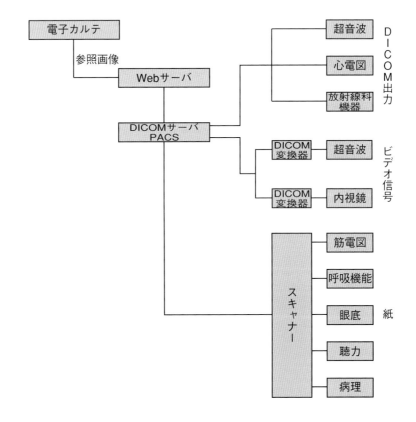

　結果は、モダリティー別に PACS にファイリングされ、読影レポートを記載した後、サーバに保存される。

IV. 検体検査の項目と意義

1 生化学検査

項目名	日本語名	基準値・単位	意義
TP	総蛋白	6.7〜8.3 g/d*l*	全身の栄養状態を判断する目的で検査する。低下している場合は比較的重症と判断される。
ALB	アルブミン	4.0〜5.0 g/d*l*	蛋白質の主成分で身体の代謝を円滑に行わせる働きをする。全身状態を判断する目的で検査する。
T-B	総ビリルビン	0.20〜1.20 mg/d*l*	胆汁の主成分。肝障害がある場合や胆道に異常がある場合に高値になる。黄疸の指標になる。稀に血液疾患や脾臓の疾患でも高値になる。
D-B	直接ビリルビン	0.00〜0.40 mg/d*l*	急性肝炎や総胆管結石などで上昇する。
ZTT	クンケル混濁試験	2.0〜10.0 U	血漿蛋白成分の量的・質的異常を調べる検査で、肝疾患や多発性骨髄腫などで高値になる。
TTT	チモール混濁試験	0.1〜8.0 U	血漿蛋白成分の量的・質的異常を調べる検査で、肝疾患や多発性骨髄腫などで高値になる。
ALP	アルカリフォスファターゼ	105〜350 IU/*l*	肝臓・骨・小腸・胎盤の働きに関係がある酵素で、肝臓や骨の病気・小児・妊娠しているときに上昇する。
AST	トランスアミナーゼ（旧呼称）GOT、GPT	7〜40 IU/*l*	心臓や肝臓の細胞の中にある酵素で、病気で細胞が壊れると血液中に大量に出る。肝炎・肝硬変・脂肪肝・胆石症・心筋梗塞・溶血性疾患などで高値を示す。
ALT		4〜45 IU/*l*	
LDH	乳酸脱水素酵素	120〜230 IU/*l*	肝臓、腎臓、肺、心臓、筋肉、赤血球などに含まれる酵素で、これら臓器の細胞が壊れると血液中に流れ出て値が上昇する。病気の状態や経過観察に利用する。
γ-GTP	γ-グルタミルトランスペプチダーゼ	10〜47 IU/*l*	特に飲酒によって鋭敏に上昇するが、閉塞性黄疸や肝臓障害などでも上昇する。
LAP	ロイシンアミノペプチダーゼ	30〜70 IU/*l*	肝臓の病気で細胞が壊れたときや、胆汁うっ滞などにより酵素の合成が盛んになったときに上昇する。
CHE	コリンエステラーゼ	185〜431 IU/*l*	肝臓で合成される酵素で、肝臓が障害を受けると低値になる。また、有機リン剤で活性が低下するので中毒の指標になる。

項目名	日本語名	基準値・単位	意義
CK	クレアチンホスホキナーゼ	男　62～287 IU/l 女　45～163 IU/l	筋肉・心臓・脳に含まれる酵素で筋肉・心臓などの病気で血中濃度が高くなる。また、激しい運動の後や日焼けなどによっても高値になる。
AMY	アミラーゼ	40～126 IU/l	殿粉やグリコーゲンなどを分解する酵素で、膵臓や唾液腺でつくられる。これら臓器に炎症があると細胞が壊れて、血液中に流れ出て高値になる。
TC	総コレステロール	130～220 mg/dl	コレステロールは細胞壁の重要な成分である。また、各種のホルモンの原料になる。しかし、血液中に多くなり過ぎると動脈硬化の原因になる。家族性に高い場合や、ネフローゼ症候群でも高値を示す。
TG	中性脂肪	40～150 mg/dl	食物として摂取される脂肪の大部分は中性脂肪で、エネルギー源になる。動脈硬化の因子としても注目されている。糖尿病・肥満など糖・脂質代謝異常を起こす疾患で診断や治療の経過判定に利用される。
HDL-C	HDL コレステロール	男　35～70 mg/dl 女　42～88 mg/dl	一般的には善玉コレステロールと呼ばれている。末梢の組織からコレステロールを取り除く働きをする。低HDLコレステロール血症は虚血性心疾患や脳血管障害など動脈硬化性疾患の危険因子となる。
LDL-C	LDL コレステロール	70～140 mg/dl	一般的には悪玉コレステロールと呼ばれている。血清リポ蛋白の中で動脈硬化促進作用が強く、冠動脈疾患(狭心症・心筋梗塞など)の重要危険因子として知られている。
UN	尿素窒素	8.0～23.0 mg/dl	食物、特に蛋白質の最終産物(老廃物)で腎の働きが悪くなったときに増加する。また、火傷や高熱・大量の蛋白質を摂取したときにも増える。
CRE	クレアチニン	男　0.63～1.05 mg/dl 女　0.45～0.80 mg/dl	筋肉が活動したときにできる物質で、腎臓から排出される。1日につくられる量はほぼ一定。このため、腎機能の判定に利用される。腎臓の機能が低下すると血液中に増えてくる。
UA	尿酸	男　3.0～7.0 mg/dl 女　2.5～6.0 mg/dl	肉・豆・貝など蛋白質が豊富な食物はプリン体を多く含んでいる。このプリン体から核酸がつくられ、尿酸になる。尿酸が増え過ぎると関節に沈着し、痛風の原因になる。
Na	ナトリウム	135.0～148.0 mEq/l	体液の量や浸透圧の調節をする。欠乏すると脱水症、過剰になると浮腫(むくみ)の原因になる。

項目名	日本語名	基準値・単位	意義
K	カリウム	3.50〜4.70 mEq/l	神経細胞の正常な活動や、筋肉の収縮を司る。しかし、多過ぎると重篤な不整脈を引き起こす。嘔吐・下痢などで低値を示す。腎不全などで高値になる。
Cl	クロール	96.0〜110.0 mEq/l	身体のpH（酸塩基平衡）や浸透圧を調節する役割がある。水分の代謝異常（浮腫・嘔吐・下痢など）や酸塩基平衡に異常の疑いがあるときに検査する。
Ca	カルシウム	8.2〜10.2 mg/dl	骨の主成分である。細胞の情報伝達や細胞の増殖、ホルモン・胃液・膵液の分泌や生成にも関係している。副甲状腺や骨の病気、腎不全などで異常値を示す。
IP	無機リン	2.7〜4.4 mg/dl	カルシウムの代謝と密接な関係がある。各種の内分泌・骨代謝異常が疑われるときに測定する。
Fe	血清鉄	男 60〜192 μg/dl 女 50〜157 μg/dl	鉄の2/3は赤血球のヘモグロビンに含まれている。測定することにより鉄の欠乏や過剰など鉄代謝異常が推測できる。鉄過剰症・肝疾患・各種貧血・慢性感染症・悪性腫瘍などのときに検査をする。
NH_3	アンモニア	30〜86 μg/dl	アミノ酸の代謝物質で肝臓で尿素に合成され、腎臓から体外に排泄される。肝臓の解毒機能が低下すると、血中アンモニアは増加する。肝機能の重症度を推測したり、肝性昏睡の病態把握に利用する。
CRP	C反応性蛋白	0.00〜0.50 mg/dl	体内に組織の壊死などの障害があるときに、炎症反応の1つとして速やかに上昇する。感染症・腫瘍・外傷・虚血・自己免疫性疾患などで、炎症や組織障害の存在と程度を推測する際に検査をする。
IgG	免疫グロブリンG	895〜1,927 mg/dl	蛋白質の一種で、抗体を中和したり、細菌を捕捉するのを助ける働きをする。膠原病・慢性感染症・悪性腫瘍・多発性骨髄腫などで高値になる。無γグロブリン血症・重症免疫不全症・ネフローゼ症候群などで低値を示す。
IgA	免疫グロブリンA	99〜391 mg/dl	唾液・涙液・鼻汁・気道・乳汁などの分泌物に含まれている。局所免疫を中心に感染防御や食物アレルギーの予防に役立っている。IgA腎症・慢性肝炎などで上昇することが多い。ネフローゼ症候群・ステロイド剤の連用で低下する。

項目名	日本語名	基準値・単位	意義
IgM	免疫グロブリンM	28～196 mg/dl	細胞分化や抗体産生を促す働きをする。感染症の初期や肝疾患・膠原病などで増加する。慢性感染症・自己免疫性疾患・蛋白漏出性胃腸症で低下する。
BS	空腹時血糖	60～110 mg/dl	重要なエネルギー源で、インスリンなど各種ホルモンにより調節され、血中の濃度はほぼ一定に保たれている。しかし、調節因子に障害をきたすと血糖値は異常になる。糖尿病・甲状腺機能亢進症などで高値を示す。インスリン分泌過剰・副腎機能不全・肝硬変・悪性腫瘍の一部などで低値になる。
HbA$_{1C}$	ヘモグロビンA$_{1C}$	4.3～5.8%	ヘモグロビンとグルコース（血糖）が結合したもので、生成量はグルコースの濃度に比例する。赤血球の生体内での寿命は120日間なので2ヵ月間の血液中のグルコース濃度の平均を表す。糖尿病で高値を示す。溶血性貧血や出血などで低値になる。

2 血液検査

項目名	日本語名	基準値・単位	意義
WBC	白血球数	3,500～9,000/μl	白血球は好中球・リンパ球・好塩基球・単球などに分類され、貪食能、殺菌能などを有する。急性感染症・慢性白血病などで高値を示す。薬物・再生不良性貧血・悪性貧血・放射線照射などで低値を示す。
RBC	赤血球数	男　430～570万/μl 女　380～500万/μl	酸素や二酸化炭素の運搬、血漿のpHに関与している。脱水・真性赤血球増加症・慢性肺疾患・高地居住者などで増加する。各種貧血で赤血球数は減少する。
Hb	血色素（ヘモグロビン）	男　14～18 g/dl 女　12～16 g/dl	赤血球が赤いのは血色素の色で、この血色素が血液100 mlに何グラム含まれているかを調べる。異常値を呈する疾患は赤血球とほぼ同じで、貧血の分類に役立つ。
Ht	ヘマトクリット	男　39～52% 女　35～48%	全血液中に占める赤血球容積の割合。血色素量と同様に貧血の程度を知るうえで役立つ。
MCV	平均赤血球容積	男　85.6～102.5 fl 女　85.0～101.0 fl	赤血球1個の体積。貧血の分類に役立つ。大きい場合を大球性、小さい場合を小球性という。
MCH	平均赤血球血色素量	男　28.2～34.4 pg 女　26.8～33.2 pg	赤血球1個に含まれる赤色素の量。貧血の分類に有用。正常な場合を正色素性、多い場合を高色素性、少ない場合を低色素性という。

項目名	日本語名	基準値・単位	意義
PLT	血小板	14〜34万/μl	止血に関与し、その数や機能の異常は出血や血栓の原因になる。慢性骨髄性白血病・本態性血小板血症・出血・炎症・悪性腫瘍などで増加する。再生不良性貧血・急性白血病・血小板減少性紫斑病・播種性血管内凝固症候群(DIC)などで減少する。
レチクロ	網状赤血球	2〜27‰	成熟した赤血球になる一歩手前の赤血球で、この数を調べることで血液が造られている状態を知ることができる。出血後・溶血性貧血・各種貧血の治療に反応したときは高値を示す。再生不良性貧血・抗腫瘍剤投与後では低値になる。
Lympho	リンパ球	20〜55%	Tリンパ球とBリンパ球の2種類に分けられる。Iリンパ球は細胞性免疫に、Bリンパ球は体液性免疫に関係する。細菌やウイルスが体内に侵入することを防ぐ働きもする。
Mono	単球	0〜10%	体内の免疫に関する働きをする。マラリア・結核・梅毒・心内膜炎などで増加する。
Neutro	好中球	30〜70%	感染などの炎症性の変化に際して速やかに反応する。肺炎・細菌性髄膜炎・骨髄性白血病・尿毒症・心筋梗塞などで増加する。インフルエンザ・風疹・再生不良性貧血・抗がん剤投与・放射線照射などで減少する。
Eosino	好酸球	0〜5%	アレルギー反応に関係する。気管支喘息、蕁麻疹、寄生虫、慢性骨髄性白血病などで増加する。
Baso	好塩基球	0〜2%	炎症・血液凝固に関係する。慢性骨髄性白血病・ある種の薬剤、抗血清注射などの場合に増加する。

3 尿検査

項目名	日本語名	基準値	意義
尿定性	尿比重	1.006〜1.022	尿の濃縮・希釈は血液の浸透圧を一定に保つ役割を担う。比重は腎臓の尿の濃縮力を知る指標になり、脱水症・糖尿病で高値になり、慢性糸球体腎炎・腎盂腎炎・尿崩症で低値になる。
	pH	4.5〜7.5	からだの内部環境を一定に保つ調節機能をみる。尿路感染症・過呼吸・嘔吐などで高値になり、発熱・脱水・飢餓・腎炎・糖尿病などで低値になる。

項目名	日本語名	基準値	意義
尿定性	蛋白定性	(-)	腎疾患や尿路疾患のスクリーニング、診断、治療経過の判定に役立つ。慢性糸球体腎炎・ネフローゼ症候群・腎盂腎炎・心不全・発熱・過労などで陽性になる。
	糖定性	(-)	糖尿病などで血糖値が高くなり、腎臓の処理能力の限界を超えると尿中に排泄される。糖尿病・バセドウ病・肝硬変・腎性糖尿などで陽性になる。
	ケトン体	(-)	糖代謝が正常に機能しないと、エネルギー源が脂質に代行され、ケトン体が異常に増え、尿に排泄される。重症糖尿病・飢餓状態・嘔吐・下痢・妊娠悪阻・過剰脂肪食などで陽性になる。
	ウロビリノーゲン	NORMAL	肝・胆道系障害のスクリーニング、診断、治療経過の判定に有用で、溶血性貧血・肝炎などで増加する。閉塞性黄疸・下痢・腎不全で陰性を示す。
	ビリルビン	(-)	肝・胆道系障害のスクリーニング、診断、治療経過の判定に有用で、肝細胞性黄疸・肝内胆汁うっ滞・閉塞性黄疸などで陽性を呈す。
	潜血	(-)	尿に赤血球が混じっているかどうかを調べる検査。糸球体腎炎・腎盂腎炎・糖尿病性腎症・腎結石・尿路結石・尿道腫瘍・前立腺腫瘍・膀胱炎・膀胱腫瘍などで陽性になる。
	尿白血球	(-)	尿中の白血球の有無を調べる検査。大腸菌・緑膿菌などの尿路感染症、結核菌・クラミジア・ウイルス感染、尿路結石、腫瘍で陽性を呈す。
	亜硝酸	(-)	尿路感染症の有無を調べるスクリーニング検査。陽性の場合は細菌による尿路感染を疑う。
	色調	橙黄色〜淡黄色	尿の色調は食物・運動・発汗などの影響を受けるが、黄褐色・赤色・暗褐色・乳白色のときは注意が必要である。
	混濁	澄明	リン酸・尿酸・炭酸などの結晶により混濁する。病的には赤血球・上皮細胞・粘液・細菌などにより混濁が起こる。
尿沈渣	遠心分離器で尿に含まれる有形成分を沈殿させ、顕微鏡で調べる検査。腎・尿路系の病的異常のスクリーニング・診断・治療経過の判定に有用である。赤血球数・白血球数・上皮(扁平上皮・移行上皮・腎尿細管上皮)数が増加すると、腎・尿路の炎症性疾患・感染症が疑われる。以下の有形細胞は、腎または尿路系の炎症性病変・感染症あるいは腫瘍がある場合に認められる。封入体細胞、ロウ様円柱、脂肪円柱、赤血球円柱、白血球円柱、細菌、真菌、トリコモナス、異型細胞		

(松本市立病院　検査科)

V. 主な生理検査の概要

　生理検査は、日常的に行われる比較的簡便な検査から、経験と専門的な知識を必要とするものまでさまざまである。代表的な検査の内容と意義についてまとめた。

1 心電図(Electrocardiogram；ECG)
　心臓が活動する際に、心筋から発生する電流を手足や胸部につけた電極を用いて波形として記録したもの。安静臥床の状態で記録する安静時心電図と、階段昇降などの運動負荷の前後で記録する負荷心電図がある。不整脈、狭心症、心筋梗塞、心肥大などの診断に有用である。

2 ホルター心電図(Holter Electrocardiogram；Holter ECG)
　小型の携帯用の心電図を身に付けて、日常生活中のさまざまな労作における自覚症状の有無と心電図変化を記録したもの。24時間心電図ともいう。発作的に出現する不整脈や、安静時には出現しない狭心症などの診断に有用である。Holterとはこの心電図を考案した米国の物理学者。

3 トレッドミル心電図（Treadmill Electrocardiogram）
　運動負荷心電図の1つ。速度や傾斜の変更が可能な、動くベルトの上を歩きながら、血圧や心電図の変化を記録したもの。運動強度を任意に変更できる利点がある。心臓に負担をかけた際の、不整脈や心筋の虚血性変化の有無を観察する。

4 呼吸機能(Spirogram)
　呼吸時の肺活量や呼出量などを測定し、気管支や肺の機能を調べる検査。気管支喘息、肺気腫、肺線維症などの診断に用いられる。また、手術前や全身麻酔前の呼吸機能の評価としても行われる。

5 心臓超音波(Ultrasound Cardiogram；UCG)
　超音波を用いて、心臓の内部を診る検査。心エコーとも呼ばれる。心臓内部の弁の動きや血流の状態、心筋の収縮力などを観察する。心臓弁膜症、心不全、心筋症、先天性心疾患などの診断に有用である。

6 頸動脈超音波
　超音波を用いて、頸動脈の動脈硬化の程度や血栓の有無、血流の速度などを観察する。脳梗塞、内頸動脈狭窄症などの診断に有用である。

7 脳波(Electroencephalogram；EEG)
　脳細胞の活動によって、大脳皮質から発生する電位変化を、頭皮上に付けた電極を使って増幅・記録したもの。てんかんや脳腫瘍などの診断に用いられる。

8 筋電図(Electromyogram；EMG)
　筋肉が収縮するときに発生する活動電位の変化を測定し、波形として記録したもの。運動神経、神経・筋接合部などの障害の診断に役立つ。

9 聴力(Audiogram)

　種々の周波数(125〜8,000 Hz)の純音を用いて、どれくらい小さな音の強さ(dB)まで聞こえるかを測定する検査。難聴の検査・診断に用いられる。

10 眼底検査(Funduscopy)

　検眼鏡を使って、瞳孔を通して眼底の網膜や視神経乳頭の状態を調べる検査。網膜の血管を観察することで、全身の動脈硬化の程度を知ることができる。眼科疾患だけではなく、糖尿病や高血圧、脳腫瘍などの検査・診断にも用いられる。

11 脈波検査(Ankle Brachial Index；ABI, Pulse Wave Velocity；PWV)

　動脈の中を流れる血液の速度や四肢の血圧を測り、血管の狭窄(つまり具合)の程度と、硬さを調べる検査。動脈硬化検査ともいわれる。ABI＝血管のつまり具合、PWV＝血管の硬さを示す。高血圧、糖尿病、高脂血症、肥満などの生活習慣病で、動脈硬化の程度を知るのに有用である。

12 睡眠ポリグラフ検査(Polysomnogram；PSG)

　睡眠時における脳波、心電図、呼吸(いびき音)、酸素飽和度、眼球運動、胸郭の運動などを記録したもの。睡眠時無呼吸症候群の診断と治療効果の判定に利用される。

chap. 27 リハビリテーション科

> リハビリテーションに関する書類の確認と、PT、OT、STの実際について理解する。

リハビリテーション科では、理学療法(Physical Therapy；PT)、作業療法(Occupational Therapy；OT)、言語療法(Speech-Language-Hearing Therapy；ST)が行われる。また、訪問リハビリテーションや、栄養サポートチーム(NST)への参加など医療者間の連携を重視し、チーム医療に貢献している。

医師がリハビリテーションを依頼する際には、①リハビリテーション依頼箋、②リハビリテーション総合実施計画書、③訪問リハビリテーション指示書、などを記載する。

I. 書類作成

1 リハビリテーション依頼箋

依頼箋には、病名、障害名(麻痺や言語障害、嚥下障害など)、治療目的、入院期間、理学・作業・言語リハビリテーションの区分を医師が記載する。また、リハビリテーション

病名	脳梗塞	依頼科	内科
障害名	右半身麻痺(不全)	診療開始日	2008/12/10
訓練区分	□外来　■入院		
治療目的(主：1)	□麻痺改善　□筋力強化　□関節可動域改善　□拘縮予防 □歩行自立　■日常生活動作自立　□社会復帰 □機能改善　□機能維持 □嚥下機能改善　□呼吸機能改善　□コミュニケーション能力改善 □相談・指導　□評価		
(副：2)	■麻痺改善　□筋力強化　□関節可動域改善　□拘縮予防 □歩行自立　■日常生活動作自立　□社会復帰 □機能改善　□機能維持 □嚥下機能改善　□呼吸機能改善　■コミュニケーション能力改善 □相談・指導　□評価		
入院予定期間	□1週間以内　□2～3週間　■1ヵ月以内　□3ヵ月以内　□未定		
疾患分類	■脳血管　□運動器　□呼吸器　□心・大血管　□障害者　□その他		
理学療法	■ベッドサイド　□訓練室		
作業療法	■ベッドサイド　□訓練室		
言語聴覚療法	■ベッドサイド　□訓練室		
依頼情報	12/10に右半身麻痺、失語にて入院されました。頭部CTにて左・中大脳動脈領域の梗塞を認めます。高血圧あり。最高血圧が180mmHg以上の時は、リハビリは中止して下さい。		

●リハビリテーション依頼箋の1例●

を行ううえで注意点があったら、コメント欄や情報欄に記載する。

2 リハビリテーション総合実施計画書

　リハビリテーション総合実施計画書は、個々の患者についてリハビリテーションの目的、治療方針、退院見込み時期などについて、主治医、リハビリテーション技師や看護師など治療に携わるすべての職種によって検討され作成される。具体的には、身体機能の評価は、リハビリテーション技師が行うが、病名、合併症、リハビリテーション歴、1ヵ月後の目標、リハビリテーションの治療方針、退院時の目標と見込み時期については医師が記載する。また、身体機能のうち、ADL評価は病棟看護師が日常の観察を通じて記載し、患者の心

● リハビリテーション総合実施計画書 ●

	評価	短期目標	具体的アプローチ
参加	職業(☐ 無職、☐ 病欠中、☐ 休職中、☐ 発症後退職、☐ 退職予定) 職種・業種・仕事内容： 経済状況： 社会参加(内容、頻度等)： 余暇活動(内容、頻度等)：	退院先(☐ 自宅、☐ 親族宅、☐ 医療機関、☐ その他　　　　) 復職(☐ 現職復帰、☐ 転職、☐ 配置転換、☐ 復職不可、☐ その他　　　　) 復職時期： 仕事内容： 通勤方法： 家庭内役割： 社会活動： 趣味：	
心理	抑鬱： 障害の否認： その他：		
環境	同居家族： 親族関係： 家屋： 家屋周囲： 交通手段：	自宅改造 ☐ 不要、☐ 要： 福祉機器 ☐ 不要、☐ 要： 社会保障サービス ☐ 不要、☐ 身障手帳、☐ 障害年金 ☐ その他： 介護保険サービス ☐ 不要、☐ 要：	
第三者の不利	発病による家族の変化 社会生活： 健康上の問題の発生： 心理的問題の発生：	退院後の主介護者 ☐ 不要、☐ 要： 家族構成の変化 ☐ 不要、☐ 要： 家族内役割の変化 ☐ 不要、☐ 要： 家族の社会活動変化 ☐ 不要、☐ 要：	

1ヵ月後の目標：	本人の希望：
	家族の希望：

リハビリテーションの治療方針：	外泊訓練計画：

退院時の目標と見込み時期：

退院後のリハビリテーション計画(種類・頻度・期間)：

退院後の社会参加の見込み：	説明者署名：

本人・家族への説明：	説明を受けた人：本人、家族(　　　)署名：

●続き●

理・環境面については、医療ソーシャルワーカーが患者・家族と面談のうえ評価するなど、多職種による検討が行われている。また患者の症状に応じて、1～2回/月の定期的なカンファレンスを開催し、評価に基づき治療方針やプログラムの修正を行っている。

Ⅱ. リハビリテーション記録

　その日に行ったリハビリテーションの内容と評価を、技師がカルテに記載する。診断書、特に介護保険の「主治医意見書」などを作成する際に参考にすると役立つ。

リハビリ記録/所見　【理学療法】　2008/11/06　14：40－15：00　技師　滝〇明〇

O)
歩行練習と上肢の協調性改善目的の運動を行った。
階段昇降および床上立ち座り、屋外不整地歩行、タンデム歩行を行った。
階段昇降は手すりを用いて、揃い型自立。床上立ち座りは、台など不要で自立。
屋外不整地歩行も自立。タンデム歩行は完全ではないが、以前より正確に出来るようになった。

リハビリ記録/所見　【作業療法】　2008/11/06　16：55－17：15　技師　滝〇明〇

O)
右上肢ストレッチ、上肢操作練習を行った。
上肢の痛みの訴えがある。夜間に痛み強い。手指の浮腫が前回より目立つ。
大胸筋、肩甲骨周囲の緊張が強く認められる。
ストレッチなど実施後に「楽になりました」と。

リハビリ記録/所見【言語聴覚療法】2008/11/06　15：35－16：15　技師　岡〇修〇

O)
理解表出訓練、呼称訓練実施
前回と同様に、5割程度呼称可能であった。
誤答に関しては、音読後に再度呼称を促したが、1割程度、正答するのみ。
ゆっくりとではあるが、会話も可能になっている。

●リハビリテーション記録の1例（73歳、男性　脳梗塞）●

1　理学療法

　身体に障害のある者に対し、主としてその基本的動作能力の回復を図るため、治療体操その他の運動を行わせ、および電気刺激、マッサージ、温熱その他の物理的手段を加えることをいう(理学療法士および作業療法士法第2条)。

2　作業療法

　身体または精神に障害のある者に対し、主としてその応用的動作能力または社会的適応能力の回復を図るため、手芸、工作その他の作業を行わせることをいう(同上)。

3　言語聴覚療法

　音声機能、言語機能、または聴覚に障害のある者に対してその機能の維持向上を図るため、言語訓練その他の訓練、これに必要な検査および助言、指導その他の援助を行う(言語聴覚士法)。

　摂食、嚥下障害のある患者の訓練、指導も言語聴覚士が行う。

Ⅲ. リハビリテーションでよく使われる用語

リハビリテーションでよく使われる用語を列挙した。

① ADL(Activities of Daily Living)：日常生活動作
② FIM(Functional Independence Measure)：機能的自立度評価法。食事や移動などの「運動 ADL」13 項目と、「認知 ADL」5 項目から成る。各項目を 1 点(全介助)から 7 点(完全自立)で評価する。満点は 126 点。
③ HDS(Hasegawa Dementia rating Scale)：長谷川式簡易知能評価スケール
④ QOL(Quality of Life)：生活の質
⑤ ROM(Range of Motion)：関節可動域。関節の屈曲、伸展、外転、内転などの可動範囲を角度(°)で表す。
⑥ MMST(Mini Mental State Test)：簡易知能検査
⑦ MMT(Manual Muscle Test)：徒手筋力テスト。筋力を 0〜5 の 6 段階で評価したもの。0：筋収縮なし、3：重力に抗して動く、5：強い抵抗を加えても動く。
⑧ VF(Video-Fluoroscopy)：嚥下造影検査。エックス線透視下で、造影剤(バリウム)を含んだ食品(ゼリー、嚥下食など)を用いて、食塊の口腔から食道までの通過状態を観察するもの。
⑨ 育成医療(いくせいいりょう)：18 歳未満で障害や病気があり、将来、身体に障害が残る可能性があるが、適切な医学的な措置を講じることで、改善が期待できる児に対して、医療費の一部を公費で負担する制度。
⑩ ウェクスラー式知能検査(うぇくすらーしきちのうけんさ)：言語性検査と動作性検査があり、言語性 IQ、動作性 IQ および両者を統合した全検査 IQ として表す。成人用を WAIS、児童用を WISC、幼児用を WPPSI という。
⑪ 学習障害(がくしゅうしょうがい)：全般的な知的発達に遅れはないが、聞く、話す、読む、書く、計算する、または推論する能力のうち、特定のものの習得と使用に著しい困難を示す状態をいう。LD(Learning Disabilities)。
⑫ 仮性球麻痺(かせいきゅうまひ)：大脳皮質など、延髄よりも上位の神経の障害で、嚥下障害や構音障害を生じた状態。
⑬ 片麻痺(かたまひ、へんまひ)：脳血管障害などの後遺症として起こる、左半身または右半身の機能障害。半身不随。
⑭ 利き手交換(ききてこうかん)：脳血管障害などにより、利き手(実用手)が麻痺したとき、非利き手で作業ができるようにする訓練。
⑮ 義肢(ぎし)：四肢を失った場合に、その機能を補うために装着する人工的な手足。補装具の 1 つ。
⑯ 機能回復訓練(きのうかいふくくんれん)：事故や疾病などで一時的に低下した機能を

回復させるための訓練。

⑰ **球麻痺（きゅうまひ）**：延髄の障害により、嚥下障害や構音障害を生じること。球＝延髄のこと。

⑱ **筋電図（きんでんず）**：筋肉が収縮するときの活動電位の変化を測定し、グラフ化したもの。運動機能障害の検査・診断などに利用される。EMG（electromyogram）。

⑲ **頸髄損傷（けいずいそんしょう）**：頸椎の骨折や脱臼により頸髄が損傷された状態。四肢麻痺、膀胱直腸障害を生じる。頸損（けいそん）。

⑳ **痙性麻痺（けいせいまひ）**：脳卒中などの後遺症として、筋肉が硬直し手足の運動ができなくなった状態。

㉑ **言語障害（げんごしょうがい）**：言葉を話したり理解したりすることが正確にできないこと。失語症と構音障害がある。

㉒ **構音障害（こうおんしょうがい）**：発語に用いる口唇・舌・口蓋・喉などの筋肉を支配する神経が麻痺しているため、語音を組み立てられない状態。

㉓ **高次脳機能障害（こうじのうきのうしょうがい）**：交通事故や脳血管障害などにより、脳損傷を受けた人が、記憶・注意・思考・言語などの知的な機能に障害を抱え、生活に支障をきたした状態。失語（言語の障害）、失行（行為の企画、進行の手順の障害）、失認（認知の障害）、記憶障害、注意障害、意欲障害など。

㉔ **コルセット**：脊柱の固定・矯正などの目的で用いられる補装具。

㉕ **端座位（たんざい）**：ベッドに腰を掛け、両足を降ろした姿勢で、背もたれは用いずに座ること。

㉖ **在宅酸素療法（ざいたくさんそりょうほう）**：慢性呼吸不全の人に、在宅で酸素吸入を行いながら、安定した身体状態を維持してQOLの向上を図る療法。HOT（Home Oxygen Therapy：ホット）。

㉗ **四肢麻痺（ししまひ）**：四肢の運動麻痺。脳幹、頸髄の損傷よって生じる。

㉘ **自助具（じじょぐ）**：運動機能に障害のある人のために、自力で日常生活動作を行えるように工夫して作られた補助具。

㉙ **自閉症（じへいしょう）**：広汎性発達障害の一型で、社会的な相互関係の構築障害、コミュニケーション能力の障害、執着行動などの症状が3歳ぐらいまでに出現する。

㉚ **症状固定（しょうじょうこてい）**：リハビリテーションなどの治療を行っても、麻痺などの症状が、これ以上は改善する見込みがない状態になったとき。

㉛ **脊髄損傷（せきずいそんしょう）**：交通事故、転落、飛び込みなどにより脊椎が骨折、脱臼し、脊髄が損傷した状態。損傷の部位により頸髄損傷、胸髄損傷、腰髄損傷に分かれる。脊損（せきそん）。

㉜ **装具（そうぐ）**：機能に障害のある体幹・四肢に、機能保持、変形の矯正などを目的に装着する補助具。コルセット・短下肢装具・股関節装具など。

㉝ **運動失調（うんどうしっちょう）**：筋力低下はないのに、協調運動ができなくなり、姿勢

やからだの平衡(バランス)を維持したり動作を円滑に行うことができない状態。小脳や脊髄の障害で生じる。

㉞ **短下肢装具(たんかしそうぐ)**：下肢装具の中で膝より下の部位に付ける装具で、足関節の変形の予防と歩行時の垂足を矯正する。SLB(Short Leg Brace)。

㉟ **長下肢装具(ちょうかしそうぐ)**：下肢装具の中で股関節より下の部位に付ける装具で、膝関節と足関節を固定し、歩行の安定を図る。LLB(Long Leg Brace)。

㊱ **認知障害(にんちしょうがい)**：脳の障害により、記憶障害、注意障害、遂行機能障害、社会的行動障害など知的機能の低下をきたした状態。

㊲ **ノーマライゼーション**：障害者と健常者は、お互いが区別されることなく社会生活を共にするのが正常なことであり、本来の望ましい姿であるとする考え方。

㊳ **脳性麻痺(のうせいまひ)**：受胎から新生児期までの間に生じた、脳の非進行性の病変に基づく永続的な、しかし、変化しうる運動および姿勢の異常。CP(Cerebral Palsy)。

㊴ **脳卒中(のうそっちゅう)**：脳梗塞、脳出血、くも膜下出血など脳血管障害のこと。卒(突然)、中(あたる)の意味。

㊵ **脳波(のうは)**：脳細胞の活動によって発生する電位変化を、大脳皮質上の2点間、または頭皮上の2点間で記録したもの。EEG(electroencephalogram)。

㊶ **バーセル指数(ばーせるしすう)**：食事、整容、歩行など日常生活動作の10項目を、5〜15点で数値化し機能評価したもの。満点は100点。

㊷ **廃用症候群(はいようしょうこうぐん)**：安静状態が長期に続くことによって起こる、心身のさまざまな機能低下の状態を示す。筋萎縮、関節拘縮、褥瘡、骨粗鬆症、精神的合併症、括約筋障害(便秘・尿便失禁)など。

㊸ **発達指数(はったつしすう)**：津守式、遠城寺式などの発達検査によって測定された発達年齢を歴年齢で割った値。

㊹ **発達障害(はったつしょうがい)**：発達期に受けた障害の総称で、脳性麻痺、知的障害、自閉症、学習障害、注意欠陥/多動性障害などが含まれる。

㊺ **不随意運動(ふずいいうんどう)**：四肢、体幹、顔面、頸部に出現する不随意性の異常運動で、錐体外路系諸核の病変に起因する。アテトーゼ、バリスムス、ミオクローヌスなど。

㊻ **ブルンストロームステージ**：麻痺の程度をStage Ⅰ(完全麻痺)〜Stage Ⅵ(正常)までの6段階で評価したもの。

㊼ **歩行器(ほこうき)**：杖だけでは歩行が困難な人が、からだを寄り掛からせ、つかまりながら歩く歩行補助具。

㊽ **歩行補助杖(ほこうほじょつえ)**：歩行を容易にするための補助具。4点支持杖、サイドウォーカー、ロフストランドクラッチ、松葉杖などがある。

㊾ **膀胱直腸障害(ぼうこうちょくちょうしょうがい)**：脊髄損傷などにより、排尿や排便を自然に行うことが困難になった状態。

㊿ **免加(めんか)**：杖などの補助具を用いて、障害のある下肢への加重・負荷をかけないようにすること。

chap. 28 栄養科

栄養管理に関する書類の作成と、NST（栄養サポートチーム）の活動を理解する。

I. 栄養科の主な業務

1 栄養食事指導

①入院栄養食事指導
②外来栄養食事指導
③集団栄養食事指導

2 入院患者の栄養管理

入院中の食事は治療の一環であるため、管理栄養士がベッドサイドを訪問し、摂取量や嗜好・アレルギーの有無について確認する。また、個々の患者の状態を確認のうえ、喫食向上を目的に食事の形態の変更や、補助食品の提供を医師に提案する。

3 嗜好調査

個別の聞き取りとは別に、病院全体として定期的に嗜好調査と残食量の調査を行い、献立時の参考にする。

4 行事食の提供

長期入院の患者にも季節感を味わって頂くように、行事食を提供する。
　（例）1月　おせち料理　七草粥
　　　　3月　ひな祭りメニュー
　　　　7月　七夕メニュー
　　　12月　クリスマスメニュー、など。

5 チーム医療への貢献

①栄養サポートチーム（NST）
②感染対策委員会、褥瘡対策委員会
③医療安全管理委員会
④給食委員会
などへの参加

Ⅱ. 栄養指導依頼書

　生活習慣病患者などの栄養指導を管理栄養士に依頼する際に、栄養指導依頼書を記載する。指導した内容は管理栄養士によって診療録に記載されるため、各種書類の作成時に参考にする。

栄養指導依頼書	
病　名	心筋梗塞
合併症	高血圧　糖尿病
身長・体重	168 cm
	82 kg
依頼内容	カロリー制限
	減塩
	体重のコントロール
指導カロリー	1,600 Kcal
指導食種選択	■糖尿病食　□高脂血症食　□痛風食　■肥満食 □肝臓食　□胆石食　□膵臓食　□潰瘍食 ■塩分制限食　□蛋白制限食 □胃術後食　□腸術後食　□嚥下食　□低残渣食

　患者の病名、合併症、身長・体重、所要カロリー、依頼内容を記入し、管理栄養士に指導を依頼する。

Ⅲ. 栄養指導の記録

　栄養指導は、厚生労働大臣が定める特別食を必要とする患者に対して、医師の指示に基づき管理栄養士が行う。具体的な献立によって所定の指導を行った場合に指導料の算定ができる。特別食とは疾病の治療手段として、必要な栄養量と内容について立案された次の食事を指す。
　1．腎臓食、2．肝臓食、3．糖尿食、4．胃潰瘍食、5．貧血食、6．膵臓食、7．脂質異常症食、8．痛風食、9．フェニールケトン尿症食、10．楓糖尿症食、11．ホモシスチン尿症食、12．ガラクトース血症食、13．治療乳、14．無菌食、15．小児食物アレルギー食、16．特別な場合の検査食（単なる流動食および軟食を除く）

　指導の結果は、管理栄養士がカルテに記載する。退院時サマリーなどに要点を転記しておくと、外来での生活習慣病の管理に役立つ。

```
【栄養指導】  2008/11/06  12：40  管理栄養士  奥〇ゆ〇り
```
S)
塩気の強いものが好き。漬物をよく食べる。農家なので野菜は多く摂っている。
A/P)
漬物は控えめにし、1食に小皿に少し食べる程度にする。
加工品の使用は避け、生の食材を使用する。
野菜をたっぷり摂る。
食べすぎを防ぎ、節酒を心がける。
香辛料・酢などを上手に利用し、味に変化をつけてみる。
（資料を配布し、本人・奥様へ指導した。）

●栄養指導(61歳、男性 脳梗塞、高血圧、糖尿病)●

```
【栄養指導】  2009/02/10  14：30  管理栄養士  清〇幸〇
```
S)
自分で料理をする。味の濃いほうが好き。たらこ・塩辛など大好き。
A/P)
バランスの良い食事について資料を配布し説明。
　① ご飯は200gを目安にする。
　② 肉・魚は1/2切れ
　③ 野菜・海藻・きのこはもっと摂る。
　④ 油・砂糖は控える。
　⑤ 夕食はあっさり。
　⑥ 良くかむ。
1日の必要栄養量は、エネルギー1800Kcal、タンパク質75gである。

●栄養指導(56歳、男性 脳出血、高血圧)●

Ⅳ. 栄養サポートチーム (Nutrition Support Team；NST)

　栄養サポートとは、個々の患者に対して栄養状態の評価・判定を行い、適正な栄養管理を実施することをいう。チームは医師、看護師、薬剤師、管理栄養士、臨床検査技師、リハビリテーション技師など専門性の高い多職種によって構成される。NSTは職種の壁を越えたチーム医療であり、定期的に回診を行い、経過を確認しながら患者の栄養状態の改善を目指している。

1 栄養管理法

①経口栄養
②経腸栄養(経管栄養)
　・経鼻チューブ
　・胃瘻、腸瘻

③経静脈的栄養
・末梢静脈栄養
・中心静脈栄養

●栄養法の選択

　栄養評価の結果、摂取・嚥下障害があったり、経口摂取が可能でも不十分な場合は、栄養療法が必要になる。まず、消化管機能のチェックを行い、消化管の機能が正常であれば、経腸栄養法を選択するのが基本である。短期間(およそ4週間未満)の場合には、経鼻チューブによる経腸栄養が、4週間以上の長期にわたる場合は、胃瘻や腸瘻が選択される。一方、消化管機能に障害がある場合には、静脈栄養が選択される。短期間(およそ2週間未満)の場合は末梢静脈栄養が、2週間以上の長期にわたる栄養管理が必要な場合は、中心静脈栄養が選択される。

　経鼻チューブは簡便な方法であるが、チューブによる咽頭や食道粘膜の潰瘍形成や、嚥下運動の妨げになり、誤嚥性肺炎を生じやすいことなどから、近年では敬遠されるようになっている。代わりに、内視鏡を用いた胃瘻造設術(Percutaneous Endoscopic Gastrostomy；PEG)が広く普及し、消化管機能が正常な患者では早期から胃瘻による栄養管理が行われるようになっている。消化管機能が障害されている病態としては、腸閉塞、消化管出血、難治性嘔吐・下痢、腹膜炎などが挙げられる。

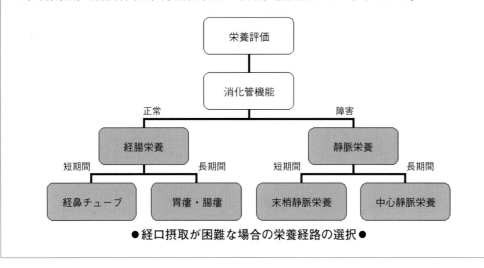

●経口摂取が困難な場合の栄養経路の選択●

2　NSTの職種と役割分担

　NSTは1970年代に、中心静脈栄養法の普及に伴い、その適応判定と適正実施を目的としてボストンで誕生した。さらに、欧米では栄養管理の重要性が認識され、NSTが診療部門の一部を担うなど発展をみせた。わが国においては、1998年に鈴鹿中央総合病院に設置されたのが始まりである。

　疾患や病態によって、必要とする栄養や摂取経路は異なる。そのため、栄養管理は個々

NSTの構成員と役割

職　種	主な役割
医　師	・栄養状態と栄養補給法に関する最終的な決定
看護師	・静脈、経腸栄養カテーテルの管理 ・NST介入後の経過観察（データ改善の有無、喫食量の変化、合併症の有無） ・患者家族とNSTの接点
管理栄養士	・栄養アセスメント（身体計測、生化学検査、食事摂取状況から得たデータに基づいて栄養状態を評価し、必要エネルギー量の算出を行う） ・個々の患者にあった経腸栄養剤、補助食品の提案 ・栄養指導
薬剤師	・輸液の管理保管、使用状況の追跡調査 ・投与する栄養輸液メニューの提案
リハビリテーション技師（言語聴覚士）	・摂食、嚥下機能の評価および訓練の実施 ・運動療法に関する情報提供
臨床検査技師	・検査データの管理 ・データからみた栄養状態へのアドバイス
事　務	・データの整理 ・NST会議録の作成 ・経費の管理

の症例・病態に応じて、適切に実施される必要がある。個々に適切な栄養管理を行うことが栄養サポートであり、それを実施するには、医師、看護師、薬剤師、管理栄養士、臨床検査技師などの多職種が一致団結して共同作業を行う必要がある。この栄養サポートを実践する集団がNSTといえる（日本静脈経腸栄養学会）。

　NSTの具体的な活動としては、定期的な病棟回診や、症例検討会、ランチタイムミーティングや勉強会が行われている。

chap. 29 個人情報保護

患者情報の取り扱いに関する留意点(個人情報保護法)と、守秘義務について理解する。

I. 個人情報保護法

　個人情報の保護に関する法律(いわゆる個人情報保護法)は、平成15年に成立し、17年4月から完全施行された。平成16年には厚労省から、「医療・介護関係事業者における個人情報の適切な取り扱いのためのガイドライン」が発表された。医療分野において、個人情報の保護のため遵守すべき内容が記載されている。本テキストでは、ガイドラインの内容を個人情報保護法の各条項の下に付記した。

目的(第1条)

> 高度情報通信社会の進展に伴い、個人情報の利用が著しく拡大していることにかんがみ、個人情報の適正な取り扱いに関し、基本理念及び政府による基本方針作成、その他の個人情報の保護に関する施策の基本となる事項を定め、国及び地方公共団体の責務等を明らかにするとともに、個人情報を取り扱う事業者の遵守すべき義務等を定めることにより、個人情報の有用性に配慮しつつ、個人の権利利益を保護することを目的とする。

　病医院など医療機関は、個人情報取扱事業者に該当する。

個人情報の定義(第2条)

> 「個人情報」とは、生存する個人に関する情報であって、当該情報に含まれる氏名、生年月日その他の記述等により特定の個人を識別することができるもの(他の情報と容易に照合することができ、それにより特定の個人を識別することができることとなるものを含む)をいう。

　医療機関においては、当該患者・利用者が死亡した後においても、医療機関が当該患者・利用者の情報を保存している場合には、漏えい、滅失または毀損などの防止のため、個人情報と同等の安全管理措置を講ずるものとする。
　医療機関における診療情報は、記載された氏名、生年月日、その他の記述などにより特定の個人を識別できることから、匿名化されたものを除き、個人情報に該当する。
(例)診療録、処方せん、手術記録、助産録、看護記録、検査所見記録、X線写真、紹介状、

退院時要約、調剤録、など。

(個人情報の定義)
①個人情報データベース：個人情報を含む情報の集合物であって、特定の個人情報を、電子計算機などを用いて容易に検索することができるように体系的に構成したもの。
②個人情報取扱事業者：個人情報データベースなどを事業の用に供している者。
③個人データ：個人情報データベースなどを構成する個人情報。
④保有個人データ：個人情報取扱事業者が、開示、内容の訂正、追加または削除、利用の停止、消去および第三者への提供の停止を行うことのできる権限を有する個人データ。

特定の患者の症例や事例を学会で発表したり、学会誌に報告する場合は、氏名、生年月日、住所などを消去することで匿名化されると考えられるが、十分な匿名化が困難な場合は、本人の同意を得なければならない。

個人情報の利用目的の特定(第15条)

> 個人情報取扱事業者は、個人情報を取り扱うに当たっては、その「利用目的」をできる限り特定しなければならない。また、利用目的を変更する場合には、変更前の利用目的と相当の関連性を有すると合理的に認められる範囲を超えて行ってはならない。

医療機関は、個人情報保護に関する考え方や方針に関する宣言(いわゆるプライバシーポリシー)、および個人情報の取り扱いに関する明確かつ適正な規則を策定し、対外的に(院内掲示など)公表しなければならない。

利用目的による制限(本人の同意)(第16条)

> 個人情報取扱事業者は、あらかじめ本人の同意を得ないで、特定された利用目的の達成に必要な範囲を超えて、個人情報を取り扱ってはならない。
> (例外)
> 1．法令に基づく場合
> 2．人の生命、身体又は財産の保護のために必要がある場合で、本人の同意を得ることが困難であるとき。
> 3．公衆衛生の向上、又は児童の健全な育成の推進のために特に必要がある場合で、本人の同意を得ることが困難であるとき。
> 4．国の機関若しくは地方公共団体、又はその委託を受けた者が法令の定める事務を遂行することに対して協力する必要がある場合で、本人の同意を得ることにより当該事務の遂行に支障を及ぼすおそれがあるとき。

適正な取得（第17条）

個人情報取扱事業者は、偽りその他不正の手段により個人情報を取得してはならない。

利用目的の通知（第18条）

個人情報取扱事業者は、個人情報を取得した場合は、あらかじめその利用目的を公表している場合を除き、速やかに、その利用目的を、本人に通知し、又は公表しなければならない。利用目的に変更が生じた場合も同様である。
（例外）
1．利用目的を本人に通知し、又は公表することにより本人又は第三者の生命、身体、財産、その他の権利利益を害するおそれがある場合
2．利用目的を本人に通知し、又は公表することにより当該個人情報取扱事業者の権利又は正当な利益を害するおそれがある場合
3．国の機関又は地方公共団体が法令の定める事務を遂行することに対して協力する必要がある場合で、利用目的を本人に通知し、又は公表することにより当該事務の遂行に支障を及ぼすおそれがあるとき。
4．取得の状況からみて利用目的が明らかであると認められる場合

データ内容の正確性の確保（第19条）

個人情報取扱事業者は、利用目的の達成に必要な範囲内において、個人データを正確かつ最新の内容に保つよう努めなければならない。

安全管理措置（第20条）

個人情報取扱事業者は、その取り扱う個人データの漏えい、滅失又はき損の防止、その他個人データの安全管理のために必要かつ適切な措置を講じなければならない。

従業者の監督（第21条）

個人情報取扱事業者は、その従業者に個人データを取り扱わせるに当たっては、当該個人データの安全管理が図られるよう、当該従業者に対する必要かつ適切な監督を行わなければならない。

医療機関における「従業者」とは、医療資格者のみならず、当該事業者の指揮命令を受けて業務に従事する者すべてを含む。医療法第15条でも、病院の管理者には、その病院に

勤務する医師などの従業者の監督義務が課せられている。

第三者提供の制限（第23条）

> 個人情報取扱事業者は、次に掲げる場合を除くほか、あらかじめ本人の同意を得ないで、個人データを第三者に提供してはならない。
> 1. 法令に基づく場合
> 2. 人の生命、身体又は財産の保護のために必要がある場合であって、本人の同意を得ることが困難であるとき。
> 3. 公衆衛生の向上又は児童の健全な育成の推進のために特に必要がある場合であって、本人の同意を得ることが困難であるとき。
> 4. 国の機関若しくは地方公共団体又はその委託を受けた者が法令の定める事務を遂行することに対して協力する必要がある場合であって、本人の同意を得ることにより当該事務の遂行に支障を及ぼすおそれがあるとき。

「あらかじめ本人の同意を得ないで、個人データを第三者に提供してはならない」

次のような場合は、本人の同意が必要である。
   （例）・民間保険会社からの照会
       ・職場からの照会
       ・学校からの照会
       ・マーケッティングなどを目的とする会社などからの照会

但し、次に掲げる場合は本人の同意を得る必要はない。
1. 法令に基づく場合
   （例）・医療法に基づく立ち入り調査
       ・児童虐待防止法に基づく、児童虐待にかかわる通告
2. 人の生命、身体または財産の保護のために必要がある場合であって、本人の同意を得ることが困難であるとき。
   （例）・意識不明で身元不明の患者について、関係機関へ照会する場合
       ・意識不明の患者の病状や重度認知症の高齢者の状況を家族などに説明する場合
3. 公衆衛生の向上または児童の健全な育成の推進のために特に必要がある場合であって、本人の同意を得ることが困難であるとき。
   （例）・健康増進法に基づく地域がん登録事業の国または地方公共団体への情報提供
       ・がん検診の精度管理のため、受託検診機関への検診後の精密検査結果の情報提供
       ・医療安全の向上のため、院内で発生した医療事故などに関する国、地方公共団体への情報提供
4. 国の機関もしくは地方公共団体またはその委託を受けた者が法令の定める事務を遂行

することに対して協力する必要がある場合であって、本人の同意を得ることにより当該事務の遂行に支障を及ぼすおそれがあるとき。
(例)国が実施する統計報告調整法の規定に基づく統計報告の徴集

患者が死亡している場合の対応

患者が死亡した際に、遺族から診療経過、診療情報や介護関係の緒記録について照会が行われた場合、患者の生前の意思、名誉などを充分に尊敬しつつ特段の配慮が求められる。この場合、「診療情報の提供等に関する指針」(平成15年医政発)の規定に基づいて診療情報の提供を行う。

保有個人データに関する事項の公表(第24条)

> 個人情報取扱事業者は、保有個人データに関し、次に掲げる事項について、本人の知り得る状態(本人の求めに応じて遅滞なく回答する場合を含む)に置かなければならない。
> 1．当該個人情報取扱事業者の氏名又は名称
> 2．すべての保有個人データの利用目的
> 3．開示、訂正、利用停止の求めに応じる手続
> 4．その他、保有個人データの適正な取り扱いの確保に関し必要な事項として政令で定めるもの。

個人情報の開示(第25条)

> 個人情報取扱事業者は、本人から、当該本人が識別される保有個人データの開示を求められたときは、本人に対し、遅滞なく、当該保有個人データを開示しなければならない。
> (例外)
> 1．本人又は第三者の生命、身体、財産その他の権利利益を害するおそれがある場合
> 2．当該個人情報取扱事業者の業務の適正な実施に著しい支障を及ぼすおそれがある場合
> 3．他の法令に違反することとなる場合

訂正等（第26条）

個人情報取扱事業者は、本人から、当該本人が識別される保有個人データの内容が事実でないという理由によって当該保有個人データの内容の訂正、追加又は削除（以下この条において「訂正等」という）を求められた場合には、その内容の訂正等に関して他の法令の規定により特別の手続が定められている場合を除き、利用目的の達成に必要な範囲内において、遅滞なく必要な調査を行い、その結果に基づき、当該保有個人データの内容の訂正等を行わなければならない。

利用停止等（第27条）

個人情報取扱事業者は、本人から、当該本人が識別される保有個人データが第十六条の規定に違反して取り扱われているという理由又は第十七条の規定に違反して取得されたものであるという理由によって、当該保有個人データの利用の停止又は消去（以下この条において「利用停止等」という）を求められた場合であって、その求めに理由があることが判明したときは、違反を是正するために必要な限度で、遅滞なく、当該保有個人データの利用停止等を行わなければならない。

苦情の処理（第31条）

個人情報取扱事業者は、個人情報の取り扱いに関する苦情の適切かつ迅速な処理に努めなければならない。また、必要な体制の整備に努めなければならない。

院内に苦情処理、相談窓口（医療相談室）を置かなければならない。

適用除外（第50条）

個人情報取扱事業者のうち次の各号に掲げる者については、その個人情報を取り扱う目的の全部又は一部が、それぞれ当該各号に規定する目的であるときは、適用しない。
1. 放送機関、新聞社、通信社その他の報道機関（報道を業として行う個人を含む）　報道の用に供する目的
2. 著述を業として行う者　著述の用に供する目的
3. 大学その他の学術研究を目的とする機関若しくは団体又はそれらに属する者　学術研究の用に供する目的
4. 宗教団体　宗教活動の用に供する目的

5．政治団体　政治活動の用に供する目的
「報道」とは、不特定かつ多数の者に対して客観的事実を事実として知らせること（これに基づいて意見又は見解を述べることを含む）をいう。これら個人情報取扱事業者は、個人データの安全管理のために必要かつ適切な措置、個人情報の取り扱いに関する苦情の処理、その他の個人情報の適正な取り扱いを確保するために必要な措置を自ら講じ、かつ、当該措置の内容を公表するよう努めなければならない。

憲法上の基本的人権である「学問の自由」の保障への配慮から、大学その他の学術研究を目的とする機関もしくは団体またはそれらに属する者が、学術研究の用に供することを目的に個人情報を取り扱う場合には、法による義務などの規定は適応しない。しかし、これらの場合においても、当該機関は、自主的に個人情報の適切な取り扱いを確保するための処置を講じることが求められる。

Ⅱ．診療情報のもつ二面性

チーム医療においては、医療者間で患者情報が迅速に伝達されることで、円滑な診療が可能となるが、この際患者のプライバシー保護には十分な注意を払う必要がある。すなわち、便利な情報の流通と患者情報の漏洩は表裏一体であり、チーム医療においては、患者の個人情報を保護しながら、必要な情報をメンバーに伝達することが求められる。さらに、診療情報は「患者個人の診療」を目的に収集される情報であるが、同時に、これらの情報は「研究資料や教育資料」として広く活用され、医学の進歩や医療の質向上をもたらし、社会のため、人類のための公的利益を生むことを目的として利用される一面もある。

> 患者個人の利益
> 社会的（公的）利益

平成17年4月に施行された「個人情報保護法」に則り、医療従事者が患者情報を扱う際に守るべき事項を整理すると次のようになる。
1．情報の収集に関して
・収集の目的を明確にする。
・収集にあたり本人の同意を得る。
・適法かつ公正な手段による収集を行う。
・情報の収集、処理過程を記録する。
・本人以外からの収集に制限を定める。
2．情報の利用に関して
・目的外の利用、提供の制限を明確にする。
・目的外利用、提供の場合には、本人の同意を得る。

3．情報の管理に関して
 ・個人情報の内容の適正化を図る。
 ・漏えい防止などの適正な管理を行う。
4．情報の開示に関して
 ・個人情報の保有状況を公開する。
 ・本人からの開示の求めに応じる。
 ・本人からの訂正の求めに応じる。
 ・本人からの自己情報の利用、提供拒否の求めに応じる。
5．管理責任および監査
 ・管理責任および責任者を明確にする。
 ・情報が正しく利用されているかを監査する。
 ・苦情処理、相談窓口を設置し適正な処理を行う。

　医学・医療の進歩や公衆衛生の向上のためには、診断・治療などを通じて得られた個人の診療情報を活用して学術研究を行い、新たな治療法や医療技術の開発・普及を進めていくことが不可欠である。診療情報の利用にあたっては、個人情報を保護しつつ、適正な情報の利活用を図っていくことが求められる。

Ⅲ． 守秘義務

　患者情報は医療施設内だけではなく、必要時には保健所、福祉施設、学校、職場など施設外にも伝達される。施設内においては、医療職ばかりではなく、事務部門も情報を扱うことになる。患者情報は多くの職種、部門間を流通することになり、情報の漏えいを防ぐための規定が必要になる。
　守秘義務規定は、個人の秘密の保護を目的とすると同時に、医療従事者が患者の秘密を漏えいする恐れがあれば、患者が安心して情報を提供できなくなり、結果として有効・適切な医療が行われなくなることから、患者の医療従事者に対する信頼を確保することも目的としている。
　医療従事者の守秘義務は、刑法に罰則として定められている。

刑法第134条[秘密漏示]

> 医師、薬剤師、医薬品販売業者、助産師、弁護士、弁護人、公証人又はこれらの職に在った者が、正当な理由がないのに、その業務上取り扱ったことにより知り得た人の秘密を漏らした時は、6月以下の懲役又は10万円以下の罰金に処する。

母体保健法第 27 条

> 不妊手術又は人口妊娠中絶の施行の事務に従事したものは、職務上知り得た人の秘密を漏らしてはならない。その職を退いた後においても同様とする。

事務職などの公務員の守秘義務は、医療法に定められている。

医療法第 72 条[秘密漏洩]

> ①公務員又はその職にあった者が、その職務の執行に関して知り得た医師、歯科医師又は助産婦の業務上の秘密又は個人の秘密を、正当な理由がなく漏らした時は、1年以下の懲役又は、50 万円以下の罰金に処する。
> ②職務上前項の秘密を知り得た他の公務員又は公務員であった者が、故なくその秘密を漏らした時も、前項と同様である。

コメディカルなどは、個別に資格法上の守秘義務を規定している。

診療放射線技師法第 29 条[秘密を守る義務]

> 診療放射線技師は、正当な理由がなく、その業務上知り得た人の秘密を漏らしてはならない。診療放射線技師でなくなった後においても、同様とする(罰則 30 万円以下の罰金)。

このほか、臨床検査技師、衛生検査技師、理学療法士、作業療法士、視能訓練士、言語聴覚士、臨床工学技士、義肢装具士、救急救命士、歯科衛生士、あん摩マッサージ指圧師、鍼師、灸師、柔道整復師および精神保健福祉士について、各資格法に同様の守秘義務規定が定められている。

chap. 30 情報セキュリティ対策

「人的」「技術的」「物理的」セキュリティ対策の3つを理解する。

　平成11年4月の厚生省通知、「診療録等の電子媒体による保存について」では、カルテの3条件(真正性、見読性、保存性の確保)、および留意事項(運用管理規程の策定、データの証拠能力・証明力の確保、患者のプライバシー保護)を満たせば、システムの運用は施設の自己責任に委ねるとされた。しかし、提示された基準が抽象的であるために、導入しようとする施設では電子媒体保存をどのように実現したらよいか、判断に迷う状況にあった。特にセキュリティ対策において、「人的セキュリティ」については、各医療機関で職員のモラルの徹底を図るルールづくりで対応は可能であるが、「技術的セキュリティ」「物理的セキュリティ」については、対策(担保)がどの程度必要なのか、自らの判断だけでは決めかねているところが多いのが実情であった。

　このような疑問に答えるため、厚労省は平成17年3月に、「医療情報システムの安全管理に関するガイドライン」を発表し、具体的な対策方法を示している。例えば、電子カルテを外部のインターネットと接続して、診療情報の交換をする場合の安全管理などについても通信手段を含めて解説している。ガイドラインを参考に各医療機関でセキュリティポリシーを作成し、職員に周知徹底することが望まれる。情報の漏えいは、損害賠償の請求など金銭的な損害を被るばかりでなく、医療機関の信頼の失墜につながり、患者減少ひいては経営破綻にまで至る重大事である。

セキュリティ対策
1. 人的セキュリティ
2. 技術的セキュリティ
3. 物理的セキュリティ

I. 人的セキュリティ

セキュリティの基本は「人的セキュリティ」の徹底にある。

　どれだけ技術的・物理的セキュリティに費用をかけても限界はあり、最終的には人的セキュリティ、すなわち職員のモラルの徹底に託すところが大きい。外部からの侵入に対しては最近のセキュリティレベルは高いものがあるが、院内からの持ち出しについては個人の責任(モラル)に頼るものが多い。データのFDやCDなどによる持ち出しは、セキュリティソフトを導入しネットワーク内の通信を暗号化することにより防げるが、印刷による

持ち出しについては予防手段がないのが実情である。

人的セキュリティ＝職員のモラルの遵守

1　職員および外部委託事業者の責務

①業務上知り得た病院情報の守秘義務
②提供された情報資産の目的外利用、および受託者以外の者への提供の禁止
③提供された情報資産の返還義務
④病院に対する報告義務
⑤病院による定期的な報告徴集、監査、検査の実施
⑥院外への搬送時における盗難防止策の実施
⑦不正コピーなどの防止策の実施
⑧従業員に対する教育の実施
⑨情報セキュリティ維持のための体制づくり
⑩無許可での再委託の禁止
⑪再委託する場合、再委託を受ける事業者への契約事項の徹底、および遵守されなかった場合の責任の明確化
⑫情報セキュリティが維持されなかった場合の措置(契約解除、損害賠償など)

2　教育、訓練

　運用責任者は、職員および外部委託事業者に対し、教育および啓発を通じ情報セキュリティなどの周知徹底を図る。また教育・訓練の効果を点検し、必要に応じて内容などの見直しを行う。職員は、情報セキュリティに関する役割、責任に応じた教育、訓練に参加し、常に情報リテラシーの向上に努める。

3　事故、欠陥に対する報告

　職員は、情報セキュリティに関する事故、システム上の欠陥および誤動作を発見した場合には、速やかに運用責任者に報告する。また患者から、病院が管理するネットワークおよび情報システムに関する事故、欠陥および誤動作に関する報告、連絡を受けた場合には、速やかに運用責任者に報告する。

Ⅱ. 技術的セキュリティ

ファイアウォール、ウイルスチェックなど IT 技術により、システムを守ることが目的である。

技術的セキュリティの重要 5 項目

1. システムおよび情報の管理
2. システムおよび情報の利用
3. アクセス制御
4. コンピュータウイルス対策
5. 不正アクセス対策

1 システムおよび情報の管理

①　アクセスの制御

利用者 ID、ログインおよびログアウトの日時、使用された端末など履歴を記録する。

②　システムの復旧

サーバの二重化、バックアップの取得を行う。

③　システムに関する文書の管理

システムに関する文書(構成図、仕様書など)を適切に保管する。

④　情報の暗号化

重要な情報は必要に応じてサーバ、伝達経路、クライアントにて暗号化を行う。

2 システムおよび情報の利用

①　ソフトウェアおよび機器の利用制限

個人所有のソフトウェア、機器および記憶媒体などは原則として使用を禁止する。

②　電子メール

送受信容量と使用できるメールボックスの容量に上限を設定する。

③　文書サーバ

保管されているファイルを許可されない者が、閲覧および使用できないように設定する。

3 アクセス制御

①　利用者の登録

システムに対するアクセス権限の登録、変更、抹消などの処理を速やかに実施する。

2 ログイン手順
①試行回数の制限
②タイムアウトの設定
③ログイン、ログアウト時刻の表示

3 認証情報（ID、パスワードなど）の管理方法
パスワードは定期的に変更し、漏えい、貸与することのないように管理する。

4 外部ネットワークとの接続
ネットワーク構成、機器構成、セキュリティレベルをあらかじめ調査し、院内すべてのネットワーク、システムおよび情報資産に影響が生じないことを確認する。接続を行うときは、情報ネットワークと外部情報ネットワークシステムの間における責任分界点の明確化、通信制御のため、経路の中途にファイアウォールなどを設置する。

4 コンピュータウイルス対策

ネットワークを利用して情報を送受信する際や、FD や CD などの媒体を利用して院外と情報をやりとりする場合には、適宜コンピュータウイルス（以下；ウイルス）チェックを実施する。

①サーバおよびクライアントのウイルスチェックを実施する。
②ウイルスチェックのパターンファイルを常に最新の状態に保つ。
③ウイルスに関する情報を収集する。
④ウイルス情報について職員への注意喚起を行う。
⑤入手経路が明らかでない記憶媒体およびプログラムは使用しない。
⑥差出人が不明なメールまたは不自然なファイルは、実行せずに速やかに削除する。
⑦添付ファイルのある電子メールを送受信する場合は、ウイルスチェックを実施する。
⑧作成者および公開者が不明な Web ページは閲覧しない。
⑨業務上必要のないファイル、プログラムなどを Web からダウンロードしない。
⑩クライアントがウイルスに感染し、またはその疑いがある場合は、速やかに当該クライアントの操作を中止する。
⑪感染の拡大を防止するため感染したシステムの使用を停止し、ネットワークから切断するなどの措置を講じ、速やかにウイルスを駆除する。

5 不正アクセス対策

①システムのセキュリティホールの発見に努め、メーカーなどから修正プログラムの提供があり次第、安全を確認したうえで、計画的かつ速やかに反映する。
②重要なシステムの設定に係るファイルなどについて、定期的に改ざんの有無を検査する。
③使用終了後、または使用される予定のないネットワークの物理的、論理的ポートは、速やかに使用できないような制限を施す。

Ⅲ. 物理的セキュリティ

目的は管理区域の設定と、出入りする者の特定と限定にある。

物理的セキュリティの重要3事項

1. 管理区域の設置
2. 事務室の入退室管理
3. 機器などの設置場所

1 管理区域の設置

　重要な情報資産の管理および運用を行うための部屋(以下；管理区域)を設ける。管理区域の設置にあたり、可能な限り次の条件を満たすことが可能な部屋を選定する。
①外部からの侵入が容易にできないよう、外壁などで囲まれていること。
②窓が設けられている場合、防火、防水、防犯対策および窓ガラスの破損防止対策を実施することができること。さらに、室内のサーバなどデータ保管設備が見えないよう、ブラインドなどで遮蔽できること。
③外部に通じる出入口が1ヵ所のみであること。
④外部に通じる出入口については、十分な強度の扉が設置してあること。
⑤火災による機器の被害を防止できるよう、消火設備が設置されていること。
⑥管理責任者は、管理区域への入・退室の記録を残し監視すること。
⑦管理区域へ機器を搬入する場合は、あらかじめ搬入する機器の既存情報システムに及ぼす影響を考慮し、安全を確認すること。
⑧職員および外部委託事業者は、管理区域において作業を行う場合は、身分証明書などを携帯し、求めにより提示すること。

2 事務室の入退室管理

①運用責任者は、職員が各職責に応じて業務を行う院内の部屋(以下；事務室)に、部外者が容易に入ることができないよう適切な対策を実施する。
②運用責任者は、必要に応じて侵入者を検知し、警報する機器を導入する。
③事務室が無人になるときは扉および窓に施錠するなど、部外者の侵入を防ぐ。
④事務室へ機器などを搬入する場合は、職員を同行させるなど、無人状態での作業を防止する。
⑤職員は、事務室での作業内容はできるだけ部外者に知らせないようにする。

3 機器などの設置場所

　サーバおよびネットワーク機器などの取り付けを行う場合、管理区域または可能な限り次の条件を満たす場所に設置する。
①地震、火災、水害、爆発などの災害の影響を受ける恐れが少ない場所であること。
②煙、埃、電波障害などの影響を受ける恐れが少ない場所であること。
③侵入、破壊、窃盗などを防止するため、外部から容易に入れない場所であること。
④配線などから放射される電磁波の傍受による、情報漏えいへの対策ができること。
⑤温度、湿度の調整ができること。
⑥保守に必要な空間を確保できること。

　統括部門は、情報システムの円滑な運用および安全確保のため、サーバおよび配線などの機器について、定期的にまたは随時に保守および点検を行う。

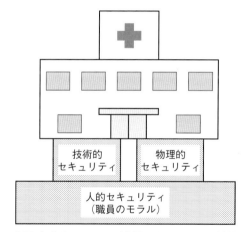

●病院を支える3つの情報セキュリティ対策●

　技術的、物理的セキュリティにいくら費用をかけても、印刷によるデータの持ち出しや、端末コンピュータからのメディアを介してのウイルスの侵入など、職員のモラルの徹底が図られないと、病院の安全は守れない。セキュリティ対策の基本は、職員のモラルの徹底（人的セキュリティ）が基本で、技術的セキュリティ、物理的セキュリティはそれを補完するものと考えたい。

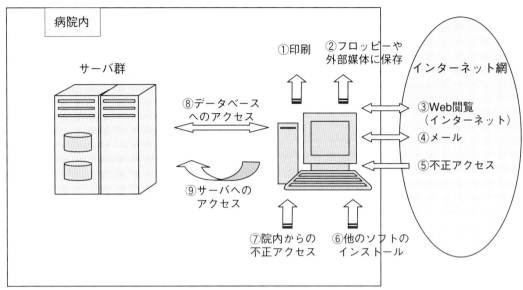

No	手段	対策	備考
①	印刷	個人の責任(モラル)	院内教育・研修
②	外部媒体に保存	セキュリティソフトにて暗号化	ソフトの購入
③	Web閲覧	フィルタの設置	院内教育・研修 フィルタの購入
④	メール	ウイルス監視ソフトの導入	院内教育・研修
⑤	不正アクセス(院外から)	ファイアウォールの設置	ファイアウォールの購入
⑥	他のソフトのインストール	資産管理ソフトにて制御	ソフトの購入
⑦	不正アクセス(院内) (他の端末が接続されたなど)	セキュリティソフトにてネットワーク上から切断	ソフトの購入
⑧	データベースへのアクセス	アクセス制限(ID、パスワード)	院内教育・研修
⑨	サーバへのアクセス	セキュリティソフトにてアクセス制限(暗号化)	ソフトの購入
⑩	コンピュータの持ち出し	セキュリティソフトにて暗号化、資産管理ソフト	ソフトの購入

●情報漏えい・改ざんの発生場所と対策●

chap. 31 医療安全（1）

リスクマネジメント、コンフリクトマネジメント、医療メディエーターについて理解する。

I. リスクマネジメント

　リスク（Risk）とは、「事故発生の要因」「事故の可能性」、時に「事故それ自体」と解され、予見可能な危険という意味である。リスクマネジメントという概念は、1920年代に欧米において危機に直面した際、企業の経済的損失をいかに少なくできるかという企業防衛の観点から始まった。その後、1970年代に医療界においてもこの手法が用いられるようになり、日本においては、平成10年に日本医師会から、「医療におけるリスクマネジメントについて」の答申書が出されたことから、この概念が広く知られるようになった。

　産業界と異なり、医療においては対象が器械ではなく人であり、同じ治療をしても副作用の有無には個人差があり、発現にも程度の差がみられる。また、医療行為は本質的にある程度危険を伴うものであり、事前に予測するのには困難を伴うことも多い。しかしながら、事前にリスクを把握して分析し、事故を未然に防ぐように対策を講じることが、医療の質と安全の確保のためには是非とも必要である。

　リスクマネジメントの目的の1つは、「患者のための安全システムの確立」であるが、もう1つの目的として、医事紛争を防止するという一種の企業防衛的な側面がある。この2つは一見異なるように思えるが、患者の安全を確保することが、医療事故・紛争を減らし病院にとって経済的損失を少なくすることにつながるのであって、実は関連が深いのである。

1 用語の定義

1 ヒヤリ・ハット事例
　患者に被害を及ぼすことはなかったが、日常診療の現場で、"ヒヤリ""ハッ"とした経験を有する事例。具体的には、
①患者には実施されなかったが、実施されたとすれば、なんらかの被害が予測される場合
②患者に実施されたが、結果的に被害がなく、その後の観察も不要であった場合
を指す。

2 医療事故
　医療にかかわる場所で、医療の全過程において発生するすべての人身事故で、以下の場合を含む。
①死亡、生命の危険、病状の悪化などの身体的被害および苦痛、不安などの精神的被害が生じた場合

②患者が廊下で転倒し負傷した事例のように、医療行為とは直接関係しない場合
③患者についてだけでなく、注射針の誤刺のように医療従事者に被害が生じた場合
　なお、医療従事者の過誤、過失の有無は問わない。

3 医療過誤

　医療従事者が行う業務上の事故のうち、過失の存在を前提としたもの。過失とは、行為の違法性すなわち客観的注意義務違反をいう。注意義務違反は結果発生の予見義務違反と回避義務違反とに分けられる。

注意義務違反
- 結果発生の予見義務違反
- 回避義務違反

2 報告書

インシデントレポート（ヒヤリ・ハットメモ）
アクシデントレポート（医療事故報告書）

　「大きな事故の前には、必ず小さなトラブルが連続して起こっている」といわれる。ヒヤリ・ハッとしたこと、またニアミス的なことを正直にインシデントレポートとして報告することで、職員の危機意識を高めるとともに、これらを集積・分析して、事故防止対策を立てることで、大きな事故の発生を防ぐことが可能とされている。実際に事故が発生した場合には、アクシデントレポートとして報告し、事故の再発防止に役立てる。

　これらの報告書は、できるだけ簡便で書きやすいものが望ましい。報告書はリスクマネージャーに提出され、委員会においてインシデントないしアクシデントの背景が検討・分析される。分析された結果は、「今後への教訓として活かせること」として職員にフィードバックされなければならない。

ハインリッヒの法則（1：29：300 の法則）

　米国の災害防止の研究者であるハインリッヒ（Herbert William Heinrich）が、1930 年代に 50 万件以上の労働災害事例の分析を行い、事故発生のメカニズムを示した法則。1 件の死亡事故などの重大な事故の陰には、29 件の軽微な事故、さらにその背後には 300 件のニアミスが存在するというもの。このため、重大事故を防止するためにはインシデントおよびアクシデント報告を分析することが重要であるとされる。

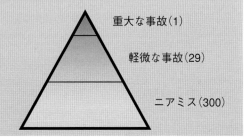

3 医療事故発生時の記録

実際に医療事故が発生した際の対応としては、厚生省(当時)は、「リスクマネジメントマニュアル作成指針」の中で、次のように述べている。
1．医師、看護師などは、患者の状況、処置の方法、患者および家族への説明内容などを診療録に記載する。
2．記録にあたっては、具体的に以下の事項に留意する。
　①初期対応が終了次第、速やかに記載すること。
　②事故の種類、患者の状況に応じ、できる限り経時的に記載を行うこと。
　③事実を客観的かつ正確に記載すること(想像や憶測に基づく記載は行わない)。

4 報告書の保管

同指針の中でヒヤリ・ハット報告(インシデントレポート)は、報告書の記載日の翌日から起算して1年間、事故報告書(アクシデントレポート)は5年間、医事課において保管するとしている。事故発生時には、診療録にも記載するが、報告書も作成し診療録とは別に保管することになる。

5 リスクマネジメントに配慮されたシステム

「To err is human(人は過ちをおかすものである)、to forgive divine(許すは神の業)」とは、18世紀のイギリスの詩人ポープ(Alexander Pope)の詩からの引用であるが、医療の現場では、常にミスを犯す可能性があることを念頭に危機管理にあたる必要がある。最近の電子カルテは、患者のアレルギー歴・禁忌薬剤を目立つように表示する機能や、薬剤の重複投与や過量投与、配合禁忌薬剤が処方された場合に、「警告表示」するなどの機能が備わっているものが多い。

また、運用面では、転記時の入力ミスを防ぐため、処方、注射、処置などの事前オーダの入力は医師が行う。医師事務作業補助者が代行入力する場合は、医師の指示箋に基づいて行い、判読不能など疑義がある場合は、直接医師に照会するなど院内で運用規程を定める。オーダが変更(中止・削除)になった場合の、中止・削除の権限、さらに変更になった旨の伝達方法についても確認しておく必要がある。(14・15章参照)

電子カルテに求められる「警告表示」機能

チェック内容		対象	対策
基本情報	同姓同名	同姓同名例では、患者間違いの危険が高くなる。	カルテの表紙に「同姓同名あり」の表示をする。生年月日、住所の確認。入院例ではIDバンドの活用など。
	感染症の有無	肝炎、梅毒、HIV感染など。	患者名の横など、カルテの見やすい位置にわかるように内容を表示する。
	アレルギーの有無	食品、薬剤、金属などにアレルギーのある患者。	
	禁忌薬剤の有無	抗菌薬、解熱鎮痛薬などにアレルギーや副作用ある患者。	
	血液型	血液型の判明している患者。	
薬剤	禁忌薬	以前使用した薬剤でアレルギー、副作用が出た患者。	当該薬剤が処方された際の、ワーニングの表示。医薬品情報集の整備(院内LANなどの利用)。薬剤師による監査など。
	投与量	投与量(上・下限)、処方単位(mg、g)など。	
	投与日数	睡眠薬など投与日数に制限のある薬。	
	重複投与	複数科を受診している患者。	
	相互作用	複数の薬を使用している場合の、薬剤同士の相互作用(作用の増強、低下)。	
	併用禁忌薬	ニューキノロン系抗菌薬と一部の解熱鎮痛薬による痙攣発作など、飲み合わせにより重篤な副作用の出現する可能性のある薬剤。	
	配合禁忌薬	フサン®(蛋白分解酵素阻害薬)のように、溶解液の種類により、白濁や性状の変化をきたす薬剤。	
	妊娠中禁忌薬	妊娠中に使用禁止の薬剤。	
検査	禁忌検査	MRI(体内金属、ペースメーカなど)、生検術(抗血小板薬、抗凝固薬の内服など)。	説明同意書や、問診表による確認。
	造影剤	ヨード過敏、腎機能障害などのある患者。	

Ⅱ. わが国における医療事故と安全対策

　平成11年には、わが国の医療安全の在り方を考える転換点ともなる、大きな医療事故が2件発生した。1月に横浜市立大学で起きた、肺手術と心臓手術の取り違え事故、もう1つは、2月に都立広尾病院で起きた、消毒液の誤注射による患者死亡事故である。これらの事故後、厚労省、医学会、医師会が中心になり、診療行為に関連して患者が死亡した場合の原因究明の在り方が検討されるようになった。また、医師法第21条の定める24時間以内の警察への届け出に関しても、中立的専門機関への届け出や、医療事故調査委員会などの設立が提案されている。

わが国で発生した主な医療事故と安全対策

平成11年1月	横浜市立大学事件		肺手術と心臓手術の患者を取り違えて手術。この事件を契機に医療安全についての社会的関心が高まった（医師4名と看護師2名が業務上過失傷害容疑で起訴された）。
	2月	都立広尾病院事件	看護師が消毒液とヘパリン加生理食塩液を取り違えて静脈内に投与し、患者が死亡。この事件を契機に医療事故の警察への届出が増加した。
平成14年11月	東京慈恵医大附属青戸病院事件		泌尿器科で腹腔鏡を用いた前立腺摘出手術により患者が死亡（医師3名が業務上過失致死容疑で逮捕、起訴された）。
平成16年4月	都立広尾病院に関する最高裁判所判決		・診療していた患者であっても、異状死であれば医師法21条の届出義務を負う。 ・上記は、憲法38条1項（自己に不利益な供述の強要禁止）に違反するものではない。
	9月	日本医学会の共同声明	「診療行為に関連して患者死亡が発生した場合に、中立的専門機関に届出を行う制度を可及的速やかに確立すべき」
平成17年9月	「診療行為に関連した死亡の調査分析モデル事業」		日本内科学会を中心として、モデル事業が開始された。
平成18年2月	福島県立大野病院事件		帝王切開中の出血により妊婦が死亡（平成16年12月）した事例において、産科医が業務上過失致死および医師法21条違反容疑で逮捕、起訴された。
	6月	厚生労働委員会決議	第三者機関による医療事故の調査などについて検討を求める。
平成19年4月	厚労省		「診療行為に関連した死亡に係る死因究明等の在り方に関する検討会」を設置。
	5月	「緊急医師確保対策について」政府・与党提言	「診療行為に係る死因究明制度（医療事故調査会）の構築など、医療リスクに対する支援体制を整備する」
平成20年4月	「医療の安全の確保に向けた医療事故による死亡の原因究明・再発防止等の在り方に関する試案」		それまでのさまざまな議論を踏まえ、厚労省としての考え方を試案にまとめ発表した。
	6月	「医療安全調査委員会設置法案（仮称）大綱案」	試案および試案に対して寄せられた意見を踏まえ、厚労省として法案にまとめ発表した。

（厚労省：「診療行為に関連した死亡に係る死因究明等の在り方に関する検討会」資料まとめによる）

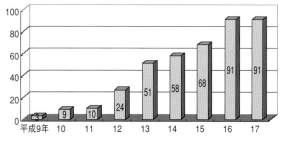

●医療事故関係届出等の年別立件送致・送付数●

（厚労省：平成19年「診療行為に関連した死亡の死因究明のあり方に関する課題と検討の方向性」の概要による）

医療機関が届け出た事故のうち、警察が捜査を開始し立件した件数(警察庁刑事局捜査第一課まとめ)を示している。平成11年以前は、年間10件以下であったが、以後急増しているのがわかる。

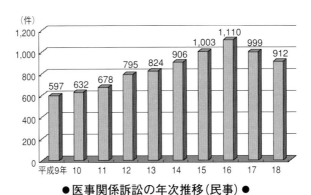

●医事関係訴訟の年次推移(民事)●
(厚労省：平成19年「診療行為に関連した死亡の死因究明のあり方に関する課題と検討の方向性」の概要による)

　全国の裁判所から報告された医療関係の訴訟件数(第1審での新受件数)をまとめたものである。やはり、平成11年以降、民事裁判の件数は増加し、平成15年には一時、年間1,000件を超えた。

Ⅲ. コンフリクトマネジメント

　コンフリクトマネジメントは、医療事故という不幸な出来事をめぐって、患者側、医療者側双方に生じた感情的混乱や不信感、生活環境の変化などさまざまな問題を、訴訟のように敵対的・限定的にではなく、対話を通してできる限り、協働的かつ柔軟に解決していこうとする考えに基づく。訴訟が過去の医療行為をめぐって回顧的に責任追求するのと対照的に、「将来志向的に、よりよい方向を創造的に模索し、事故にかかわった患者側と医療者側双方に、事故体験の自律的克服への手がかりを提供しようとするもの(「医療コンフリクトマネジメント研究会」より)」である。コンフリクトマネジメントは、患者にとっても医療者側にとっても、納得でき、また医療安全の向上に資するような新しい対話による問題解決を目指している(Conflict＝意見・感情・利害の衝突、対立の意味)。

　人は同じ場面を見ていても、その人の経験や知識によって異なる判断をする場合がある。この認知フレーム(枠)の違いにより、コンフリクトを生じる。

●ルビンの壺(つぼ)

白い部分に注目すれば、優勝カップみたいなものが見え、逆に、黒い部分に注目すれば、向き合った二人の顔が見えてくる。デンマークのE・ルビン(Edger Rubin)が1920年代に、「盃と顔図形」として発表した。

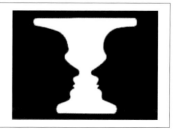

患者と医療者のニーズ

患者側のニーズ		医療者側のニーズ
真実を知りたい。	医療事故	真相を究明したい。
悲嘆体験から回復したい。		事故体験から回復したい。
謝罪を含む誠意ある対応・言葉がほしい。		謝罪も含め誠意(人間として誠意のある態度)を示したい。
二度と事故を起こさないでほしい。		再発防止のためフィードバックしたい。
単なる金銭の問題ではない。		金銭の問題とは捉えたくない。

(和田仁孝:「医療コンフリクト・マネジメント;メディエーションの理論と技法」より)

医療事故発生時の、患者側と医療者側のニーズを比較すると、双方とも共通点が多いことがわかる。

Ⅳ. 医療メディエーター

医療メディエーターとは、「医療事故や、患者と医療者間で意見の食い違い(コンフリクト)が起きた場合、双方の意見を聞いて話し合いの場を設定するなどして、問題解決に導く仲介役のこと」(Mediation＝調停、仲裁の意味)である。

医療事故が生じた際、患者・家族が求めるのは、経過、事故原因に対する十分な説明と、再発予防策など医療者側の誠意ある対応であり、懲罰を求めているのではないとされ、その意味で、医療事故の問題解決に訴訟は合わないとの考えに基づく。医療メディエーターの役割は、単なる紛争解決や訴訟回避ではなく、事故をめぐって壊れそうになった患者と医療者間の関係を、対話を通じて再構築していくことにある。平成20年3月には、日本医療メディエーター協会も設立され、資格認定も始まった。

裁判とメディエーションの比較

	裁　判	メディエーション
基本理念	普遍的正義	ケアの理念
当事者関係	対立型	協働型
争　点	差異の検証	事実・ニーズの共有
根　拠	法律	多様な論点
志　向	過去の事実の認定	将来へのフィードバック
第三者の役割	裁定者	対話促進者
主導権	裁判官の判断型解決	当事者間での合意形成
結　果	Win-lose（勝敗）型	Win-win（相互利益）型

（和田仁孝：「医療コンフリクト・マネジメント；メディエーションの理論と技法」より）

「訴訟（裁判）は、患者ニーズと医療者ニーズのどちらにも応えられない（和田仁孝）」の言葉のように、訴訟によらない真の解決に貢献する仕組みとして普及が進められているのが、医療 ADR（Alternative Dispute Resolution；裁判外紛争解決）である。メディエーションは、医師と患者が対話を通して協働し、解決策を見つけ出そうとするもので、対話型 ADR の1つといえる。

人は過去の経験や知識に基づいて、物事を解釈し理解（認知）しようとする。経験や知識はそれぞれ異なり、認知の基準になる枠（フレーム）の形もさまざまである。

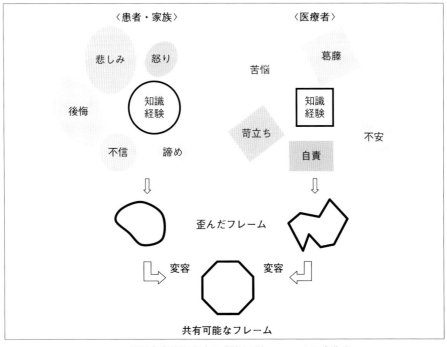

●医療事故発生時の感情と認知フレームの変化●

医療事故発生時には、患者・家族側、医療者側に複雑な感情が生じる。患者・家族側には、最愛の者を失った悲しみに加え、「手術を受けさせなければよかった」「もっとほかに、やってあげられることがあったのではないか」などの後悔や、「病院は何かを隠しているのではないか」との不信、「何を言っても聴いてもらえない」「対応に誠意が感じられない」などのあきらめ、時として怒りの感情が生じる。医療者側には、「治療方針は正しかったのか。最善だったか、否か」の葛藤から始まり、「臨床家として診療を続けられるか、自信がない」といった苦悩、「理解してもらえない」「話し合いがなかなか進まない」ことへの苛立ち、「結果として、患者・家族を傷つけてしまった」自責、「訴訟になるのでは」との不安が生じる。

　複雑な感情により、認知フレームはさらに歪められ、そのフレームを通して、患者・家族、医療者は医療事故をみることになる。医療メディエーターの役割は、それぞれ異なり歪んでしまったフレームを、互いに共有可能なフレームへの変容を促すことにある。

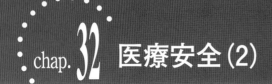

chap.32 医療安全(2)

職業感染について理解し、スタンダードプレコーションが実施できる。

I. 院内感染対策

　医師事務作業補助者は、直接、患者の診察介助や看護にはあたらないが、外来や病棟勤務を通じて、患者や各種検体に接する機会も考えられるため、職業感染に関する知識が必要である。「患者を守る。自分を守る」ため、感染防止策を身に付けたい。職業感染とは、「職業曝露によって獲得された感染」と定義されるが、職業曝露はさらに、「職員の業務遂行の結果、生じ得ることが十分に予測される血液、あるいは潜在的に感染性を有する他の物質の皮膚、目、粘膜への接触」(米国労働安全衛生局)とされている。

1 血液により媒介される病原体

　血液や体液中(胸水や腹水など)に存在し、皮膚・粘膜の創部から進入し感染する病原体で、院内で対策上重要なのはB型肝炎ウイルス(HBV)、C型肝炎ウイルス(HCV)、ヒト免疫不全ウイルス(HIV)である。感染経路としては、①注射針の針刺し、メスなどの刺創による経皮的曝露、②眼粘膜や口腔粘膜への付着による経粘膜的曝露、③既存の損傷のある皮膚への曝露(既存損傷部位曝露)、の3つが挙げられるが、このうち①が職業感染の発生原因のうち9割を占めるとされている。

各ウイルスの感染リスクの比較(経皮的曝露について)

病原体		感染の確率
B型肝炎ウイルス(HBV)	HBe抗原陽性	22.0〜30.0%
	陰性	1.0〜6.0%
C型肝炎ウイルス(HCV)		1.8%
ヒト免疫不全ウイルス(HIV)		0.3%

(CDC：MMWR 2001 より)

　表はウイルスによる感染力の違いを示している。C型肝炎患者の血液による針刺し事故の場合、感染率は1.8%である。e抗原陽性のB型肝炎患者の血液に曝露した場合は、感染率は30%前後と高率で、ウイルスにより感染力には差がある。感染予防に対する教育・研修により、各医療機関での曝露は減少しているものの、職種別にみるとやはり患者の直接ケアにあたる看護師に職業感染が多い。血液・体液曝露を防止する対策として、医療機関では次のような対策がとられている。

1 スタンダードプレコーションの徹底

①手袋の装着：血液に直接触れないようにする。手袋を使用することで、万が一、針刺し

事故が起きた場合でも、侵入する血液量を最高50%減少できる。
②マスクやゴーグル（アイシールド）の着用：血液や体液が飛散する可能性がある手術時や、器材の洗浄時には、眼・鼻・口腔などの粘膜曝露を防ぐ。

2 危険物廃棄専用の容器の使用
①耐貫通性があり液漏れしない容器を使う。
②鋭利な器材のみに使用する（分別する）。
③7～8割入った時点で破棄する。

3 安全機能付き器材の使用
①注射針など針刺し防止機能（安全機能）の付いた器材は、確実に機能を使う。
②インシュリン注射針など安全機能がない器材もある。

4 鋭利器材取り扱い時の注意
①素手では取り扱わない：床に落ちた針を見つけたときは、手袋を着用しセッシを使用して拾う。
②作業場の環境整備：ゆとりのあるスペース、明るい照明のもとに行う。
③鋭利な器材を持ったまま、同時に別の作業をしない。
④ごみの分別を徹底し、ごみは手で押し込まない。

5 ワクチン接種
B型肝炎ワクチンは、血液媒介病原体の中で唯一ワクチンがあり、職員の採用時に接種を行っている医療機関も多い。

2 結 核

結核は、空中に浮遊した結核菌を吸い込むことにより感染する。日本では第二次世界大戦後、抗生物質を用いた化学療法の普及などによって激減したが、近年、患者の高齢化、都市部への集中、重症発病の増加傾向が目立ち、過去の病気ではなく依然として重要な感染症の1つである。

結核菌に感染しても、感染2～10週間以内に体内の免疫力が菌の増殖を抑え、発症するのは10%程度とされている。糖尿病や肝硬変などの基礎疾患を有する患者、ステロイドや抗がん剤を投与されている患者は発症しやすく、最近では、AIDS患者の結核感染が問題となっている。また、免疫力がない、または低下している乳幼児や高齢者は危険が高い。

院内での結核感染の防止対策として、以下のことが挙げられる。

1 外来での対応
①優先診療（トリアージ診療）体制：2週間以上続く激しい咳嗽、微熱、食欲低下など、結核を疑う患者に対しては、優先的な診察を行う。
②マスクの着用：結核の症状のある患者には、サージカルマスクを着用してもらう。
③他部門との連携：結核の疑いのある患者が検査、または入院する場合は、関連部門へ連絡し防護具の使用や個室の準備などの配慮をする。

```
    ┌─────────────────┐         ┌─────────────────┐
    │   「感染源」      │         │  「感受性宿主」   │
    │  結核発病患者    │         │   患者・職員など  │
    │                 │         │                 │
    │※患者が放出する  │         │※吸い込む感染性   │
    │ 感染性粒子の数   │         │  粒子の数        │
    └─────────────────┘         └─────────────────┘

              ┌─────────────────┐
              │   「感染経路」    │
              │      空気        │
              │                 │
              │※空気中の感染性   │
              │  粒子の濃度      │
              └─────────────────┘
```

●院内における結核感染の3要素●
感染予防のためには3つの要素に対策が必要である。

2 病棟での対応

①個室管理：一般患者と分離をするため、ドアの開放も禁止する。
②マスクの着用：疑いのある患者にはサージカルマスクを着用してもらい、診療にあたる職員はN95微粒子マスクを着用する。
③面会制限

わが国の結核の現況

厚労省発表の「平成19年結核登録者情報調査年報」をもとに、近年の結核感染の特徴をまとめると次のようになる。

①罹患率(人口10万人あたりの新登録患者数)は20を下回ったが、いまだ、年間に25,000以上の患者の発生がある。罹患率19.8(対前年比0.8減)。
②70歳以上の高齢患者は新登録患者の半数に近づき、その割合は増加傾向にある。高齢患者の新登録に占める割合47.9％(平成18年47.0％、17年44.9％)。
③働き盛りの若者に、受診の遅れが目立つ。
④20歳代の新登録患者の約5人に1人は外国籍患者であり、その割合は増加傾向にある。
⑤罹患率の地域格差は依然大きく、大都市で高い。
　大阪市(52.9)、名古屋市(30.6)、東京都(29.3)の罹患率は、それぞれ長野県(10.3)の5.1倍、3.0倍、2.8倍である。
⑥世界的に見て、日本は依然として結核まん延国である。
　日本の罹患率(19.8)は、カナダ(4.4)の4.5倍、米国(4.5)の4.4倍、スウェーデン(5.4)の3.7倍である。

3 流行性ウイルス疾患

　医療従事者は、感染症患者や免疫力の低下した患者と接する機会が多いことから、「自分自身が病原性微生物に曝露される危険が高い」こと、また、「自身が感染した場合、患者や他の医療者に伝播させる可能性がある」ことを念頭に、二次感染の拡大予防に努めなければならない。

　主な流行性ウイルス疾患を表にまとめた。風疹の場合、潜伏期は2～3週間であり、感染(伝染)期間は、発熱・発疹など症状の出現する1週間前からである。自身が罹患していることを知らずに、病院勤務を続けた場合、免疫力の低下した高齢者や、抗体をもたない小児や妊婦に伝染させることになり、被害は甚大となる。風疹は、咳、くしゃみ、会話などで飛び散る飛沫を介する感染で、飛沫は落下しウイルスが空気中に浮遊し続けることはない。

流行性ウイルス疾患の種類

	水痘	麻疹	風疹	流行性耳下腺炎	インフルエンザ
潜伏期間	10～21日	10～12日	14～21日	14～21日	1～3日
感染期間	発症前2日～痂皮形成完了	発疹出現前5日～出現後5日	発症前7日～発症後7日	発症前7日～発症後9日	発症前24時間～発症後5日
感染経路	接触 空気	空気	飛沫	飛沫	飛沫
感染源	水疱液 気道分泌物	気道分泌物	気道分泌物	気道分泌物	気道分泌物

　感染予防のためには、自身が感染に対して免疫をもっているかを知る必要があり、抗体価の検査が奨められる。抗体価が低値や、抗体をもっていない場合は、ワクチンの予防接種を行う。禁忌によりワクチン接種ができない場合は、一般的な健康管理を行う。ここでもスタンダードプレコーションの遵守が求められる。また、医療者として、十分な睡眠、バランスのよい食事、定期検診など日常からの健康管理に注意したい。

II. スタンダードプレコーション（Standard Precautions：標準予防策）

　①血液、②体液・分泌物・排泄物、③傷のある皮膚、④粘膜、などをすべて感染源となり得るとみなし、できるだけ直接接触することを避け、院内感染を予防する方法をいう。感染症の有無を確認するまでもなく、すべての患者に適応する。これは、検査によるスクリーニングを前提とする感染対策は、未知の感染症には効果がなく、また、検査をしても潜伏期間であれば判定できない場合もあるためである。1996年にアメリカの疾病管理予

防センター(CDC)から、標準予防策として提唱された。その内容は、手洗い、手袋の着用、その他の防護具(マスク、ゴーグル)の着用、針刺し事故対策の4つに大別される。

1 病院における隔離予防策のガイドライン(米国CDC)

標準予防策(全患者共通)	
手洗い	・体液、体物質に触れた後。 ・手袋を外した後。 ・患者接触の間。 ・通常、普通の石鹸を使う。
手袋	・体液、体物質に触れるとき。 ・粘膜、傷のある皮膚に触れるとき。 ・使用後や非汚染物、環境表面に触れる前、他の患者のところへ行くときは外し手洗いをする。
マスク	・体液、体物質が飛び散って、眼、鼻、口を汚染しそうなとき。
ガウン (プラスチックエプロン)	・衣服が汚染しそうなとき。 ・汚れたガウンはすぐに脱ぎ、手洗いをする。
器具	・汚染された器具は、粘膜、衣服、環境を汚染しないように注意深く取り扱う。
リネン	・汚染されたリネンは、粘膜、衣服、他の患者や環境を汚染しないように操作、移送、処理する。
患者配置	・環境を汚染させる恐れのある患者は個室に入れる。 ・個室がないときには専門家に相談する。
その他	・針刺し事故防止。 ・毎日の清掃。

2 手指衛生

　感染対策の基本であり、最も大きな役割を果たすのが、「手指衛生」である。適切に行うことにより、患者や自分、他の人々をあらゆる感染から守ることができる。

1 手指衛生の基本原則

①目に見える汚れがある場合は、すぐに流水と石けんによる「手洗い」を行う。
②目に見える汚染がない場合は、基本的に擦式消毒用アルコール製剤を用いた「手指消毒」を行う。擦式消毒用アルコール製剤での消毒を5～6回繰り返すと手がべたつくため、その場合は流水手洗いを行う。
③手袋着用の有無にかかわらず、血液や体液・分泌物・排泄物またはこれらに汚染された物に触れた際は、「手洗い」または「手指消毒」を行う。

2 正しい手洗いの方法

　O-157、ノロウイルス、サルモネラ、インフルエンザなど感染症の予防には、手洗いが大切である。汚染された手指で、不用意に口や眼を触った場合に、粘膜からの感染を起こす

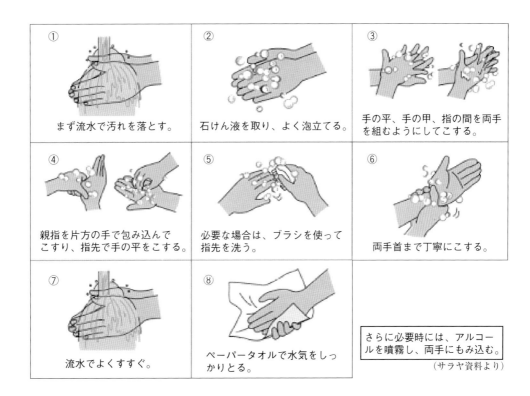

(サラヤ資料より)

危険がある。手洗いの際には、洗い残しの多い指先、指の間、親指も丁寧に洗う。また、手首の洗浄も忘れないようにする。

> **咳エチケットについて**
> 　咳・くしゃみ症状のある人にはマスクの着用、または咳・くしゃみの際、口や鼻を手で覆ってもらう。その後は、手洗いを行ってもらうことも必要である。自身の体調不良時にもサージカルマスクを着用し、手指衛生に努める。

3　感染制御チーム(Infection Control Team；ICT)

　院内感染対策は医療機関の必須事項になっており、専任の管理部門の設置や、専門的な知識を有する関係職種からなるICTが構成され活動している。ICTは、医師、看護師、薬剤師、臨床検査技師、事務職員などからなり、定期的な巡回を行い感染防止にかかわる日常業務を行っている。ICTの主な業務は、①院内感染サーベイランス(感染症の発生動向、抗菌薬の適正使用に関する調査・報告など)、②感染症発生時の対応(介入、隔離予防策の指導など)、③職員教育(標準予防策や手洗いの励行など)、④職員の感染予防(針刺し防止、予防接種、健康診断など)、⑤医療環境の整備(消毒、清掃、リネン、空調、廃棄物など)、⑥中央洗浄・消毒部門の管理など、である。

●診療報酬疑義解釈(Q＆A)●

Q1 医師事務作業補助者は専従者であることが要件とされているが、複数の人間による常勤換算の場合の「専従」の取り扱いはどうなるか。

A：常勤換算となるそれぞれの非常勤職員が、医師事務作業補助者として専従の職員でなければならない。

Q2 従来からの事務職員や病棟クラークを医師事務作業補助者として配置しても、医師事務作業補助体制加算を算定することは可能か。

A：可能であるが、配置するにあたり研修が必要である。

Q3 医師や看護師の資格を有するものを医師事務作業補助者として配置しても、医師事務作業補助体制加算を算定することは可能か。

A：医師事務作業補助者の資格は問わないが、医師や看護師等の医療従事者として業務を行っている場合は、医師事務作業補助者としないこと。

Q4 医師事務作業補助者の業務は、医師(歯科医師を含む)の指示の下に行うこととなっているが、業務委託とすることは可能か。

A：不可

Q5 医師事務作業補助者は、診療録管理者若しくは診療録管理部門の業務を行ってもよいか。

A：不可

Q6 医師事務作業補助者はDPCのコーディング作業において、どこまでを担当してよいのか。

A：主たる傷病名は当該患者の療養を担う保険医が決定すること。その後のコーディング作業については診療報酬請求業務であることから、医師事務作業補助者の業務としないこと。

Q7 今般DPC算定対象医療機関において、「適切なコーディングに関する委員会の設置」が義務づけられたが、医師事務作業補助者は当該委員会の業務を行ってもよいか。

A：不可

Q8 医師事務作業補助体制加算の算定対象である一般病床のうち、休床している病床がある場合は、どのように取り扱うか。

A：地方社会保険事務局長に届け出ている一般病床の数を用いて、医師事務作業補助者の必要配置数の計算をする。

Q9 医師事務作業補助者の必要配置数は、具体的にどのように計算するか。

A：医師事務作業補助者の数は、一般病床数比で小数点第一位を四捨五入して求める。
例：Q8、9に対して、
　　医療法上の許可病床数は350床（地方社会保険事務局長に届け出ている一般病床数が340床）の病院の場合、
　　　50対1　補助体制加算を算定する場合：340÷50＝6.8　→　7名
　　　100対1　補助体制加算を算定する場合：340÷100＝3.4　→　3名

Q10 医師事務作業補助体制加算の施設基準となっている研修について、既存の講習等を受けた場合にあっては、免除されるか。

A：基礎知識習得については、適切な内容の講習の時間に代えることは差し支えない。但し、業務内容についての6ヵ月間の研修は実施すること。適切な内容の講習には、診療報酬請求、ワープロ技術、単なる接遇等の講習についての時間は含めない。なお、既存の講習等が32時間に満たない場合、不足時間については別に基礎知識習得の研修を行うこと。

Q11 習得すべき基礎知識の中に、医療関連法規として健康保険法が規定されているが、診療報酬に関するものも含まれるのか。

A：あくまでも健康保険制度の理念、制度概要についての知識であり、診療報酬実務に関するものは含まれない。

Q12 医師事務作業補助体制加算の届出要件として、勤務医の負担の軽減に資する具体的計画を策定し職員等に周知していることとあるが、これは、策定する予定であれば届出が可能か。

A：上記の点数は、勤務医の負担軽減に対する体制を評価している加算であり、実際に勤務医の負担の軽減に資する具体的計画を策定し、職員等に周知するなどの取り組みを行っている場合に届出ができるものであり、具体的計画を策定する予定だけでは、届出は受理されない。なお、届出に際しては、策定した具体的計画の写し（様式自由）を添付することとなっている。

(Q13) 医師事務作業補助体制加算については、施設基準の届出にあたり、電子カルテシステム（オーダリングシステムを含む）を整備している必要があるのか。

A：電子カルテシステム（オーダリングシステムを含む）を整備していなくても、施設基準のその他の要件を満たしていれば、届出が可能である。なお、当該システムを整備している場合には、「医療情報システムの安全管理に関するガイドライン」（平成22年2月1日医政発0201第4号）に準拠した体制であり、当該体制について、院内規程を文書で整備している必要がある。

(Q14) 医師事務作業補助体制加算の施設基準に示される、年間の緊急入院患者数について医療保護入院または措置入院により入院した患者も含まれるのか。

A：含まれる。

(Q15) 治験に係る事務作業は医師事務作業補助業務に含まれるか。

A：含まれない。

(Q16) 「医師事務作業補助体制加算1を算定する場合は、医師事務作業補助者の延べ勤務時間数の8割以上の時間において、医師事務作業補助の業務が病棟又は外来において行われていること」について、
①医師事務作業補助者一人ひとりが80％以上である必要があるか。
②放射線科や病理科などにおいて、入院医療や外来医療を行ってはいないものの、医師の直接の指示下で医師事務作業補助業務を行っている場合は、病棟又は外来での勤務時間数に含まれるか。

A：①そのとおり。
　②医師からの直接の指示下で医師事務作業補助業務を行っている場合は、病棟又は外来での勤務時間数に含まれているとみなして差し支えない。

(Q17) 何割が病棟、外来勤務であったかタイムテーブル等に記録する必要があるか。

A：届出に記載する必要がある。

(Q18) 医師事務作業補助体制加算1において、「医師事務作業補助者の延べ勤務時間数の8割以上の時間において、医師事務作業補助の業務が病棟又は外来において行われていること」とあるが、病棟又は外来において研究データの整理や統計・調査の入力業務を行った場合も、病棟又は外来において行われた医師事務作業補助者の業務時間に含めてよいか。

A：研究データの整理や統計・調査の入力業務など、個々の患者の診察と直接的に関係ない業務は、一般的に病棟又は外来以外の場所において実施されるものであり、敢えて

病棟又は外来において行った場合であっても病棟又は外来における業務時間に含まれない。

(Q1〜9：平成20年3月28日、Q10、11：同5月9日、Q12：平成21年3月30日、Q13：平成22年6月11日、Q14：平成24年3月30日、Q15：平成26年3月31日、Q16、17：同4月4日、Q18：平成28年6月14日　厚労省保険局医療課事務連絡）

医師事務作業補助者研修

受 講 票

医療機関名 ＿＿＿＿＿＿＿＿＿＿＿＿＿＿＿
受講者名　 ＿＿＿＿＿＿＿＿＿＿＿＿＿＿＿　　　　受講開始日　＿＿＿年＿＿月＿＿日

章	研修項目	目的・内容	受講日	受講印 または署名
1	医療事務職	チーム医療を支える一員としての医療事務職の役割を理解する。	／	
2	医師事務作業補助者	医師事務作業補助者の業務・研修について理解する。	／	
3	医療保険制度	保険診療、自由診療、混合診療、労災保険、自賠責保険について理解する。	／	
4	介護保険制度	介護保険制度の仕組みを理解する。	／	
5、6	医療関連法規	医師法、医療法、医薬品医療機器等法、その他主要な法規の概要を理解する。	／	
7	医療情報化の歴史	わが国の医療情報化の歴史を知り、医療IT先進国の現状について理解する。	／	
8、9	診療録（カルテ）	カルテの価値を理解し、開示に値するカルテについて学ぶ。クリティカルパス、DPCについて理解する。	／	
10、11	電子カルテ	電子カルテ利用の3条件、さらにペーパーレス・フィルムレスについて学ぶ。	／	
12、13	カルテの記載業務	カルテ記載時の留意点、POMRによる記載方法を学ぶ。	／	
14、15	オーダ入力業務	オーダの種類、入力権限について理解し、転記ミスを防ぐ。	／	
16、17	書類作成業務	「診断書」「指示書」など院内で使われている書類の種類を知り、記載事項を理解する。	／	
18	医学一般(1)	バイタルサイン・循環器系	／	
19	〃　(2)	脳神経系	／	
20	〃　(3)	消化器・内分泌・血液系	／	
21	〃　(4)	筋・骨格系	／	
22	〃　(5)	皮膚・眼科・耳鼻咽喉科系	／	
23	〃　(6)	泌尿・生殖器系	／	
24	薬剤科	「処方」「注射」オーダの代行入力時の注意点を確認する。薬剤師の業務の概要を理解する。	／	
25	放射線科	HIS-RIS-PACS関連、DICOM規格について理解する。	／	
26	検査科	検査科の主な業務と、検査オーダの流れを理解する。	／	
27	リハビリテーション科	リハビリテーションに関する書類の確認と、PT、OT、STの実際について理解する。	／	
28	栄養科	栄養管理に関する書類の作成と、NSTの活動を理解する。	／	
29	個人情報保護	患者情報の取り扱いに関する留意点（個人情報保護法）と、守秘義務について理解する。	／	
30	情報セキュリティ対策	「人的」「技術的」「物理的」セキュリティ対策の3つを理解する。	／	
31	医療安全(1)	リスクマネジメント、コンフリクトマネジメント、医療メディエーターについて理解する。	／	
32	〃　(2)	職業感染について理解し、スタンダードプレコーションが実施できる。	／	

すべての講義を受講された方には、「医師事務作業補助者」として必要な医療に関する講義を受講したことを証明する修了証が病院長から交付されます。

和文索引

あ

アクシデントレポート 188
アクセス制御 182
アマリール® 141
アミラーゼ 152
アルカリフォスファターゼ 151
アルブミン 151
アルマール® 141
アンモニア 153
亜硝酸 156
悪筆 140
足 123
網状赤血球 155

い

インシデントレポート 188
医学教育上の価値 56
医学研究上の価値 56
医学用語 97
医業 28
医師事務作業補助者 7
　——の業務 11
　——の研修 12
医師事務作業補助体制加算 7
医師法 28
医薬品 36
　——医療機器等法 35
　——管理業務 137
　——情報業務 137
　——の分類 138
医薬部外品 36
医療・介護関係事業者における個人情報の適切な取り扱いのためのガイドライン 171
医療・健康・介護・福祉分野の情報化グランドデザイン 48

医療IT国家計画 50
医療過誤 188
医療機器 36
医療事故 187
医療事務 6
　——管理士 6
　——職の業務 2
医療情報システム開発センター 51
医療情報システムの安全管理に関するガイドライン 180
医療職一覧 1
医療ソーシャルワーカー 1
医療秘書 6
　——教育全国協議会 6
医療保険制度 15
医療法 32
医療メディエーター 193
依頼箋 86
胃 113
胃瘻造設術 169
異状死 31
意見書 90
意識状態 98
育成医療 163
一般病床 34
咽頭 130
陰茎 133
陰嚢 133

う

ウェクスラー式知能検査 163
ウテメリン® 141
ウロビリノーゲン 156
運動機能 105
運動失調 164
運動神経疾患 110

え

エックス線写真等の光磁気ディスク等への保存について 45
栄養アセスメント 170
栄養管理法 168
栄養サポートチーム 168
栄養指導依頼書 167
栄養指導の記録 167
栄養食事指導 166
炎症性疾患 124
嚥下造影検査 163

お

オーダ種 80
オーダ入力業務 80
オーダリングシステム 80
応召義務 29
思い込み 141
音声入力 77

か

カリウム 153
カルシウム 153
カルテ 54
　——の価値 55
　——の入力方法 75
　——の保存 58
カルテ開示 57
　——の法制化 58
カルテの記載 72
　——方法 73
下肢 121,123
仮性球麻痺 163
介護サービスの利用手続き 25
介護認定審査会 24
介護保険主治医意見書 94
介護保険制度の概要 23
介護保険の仕組み 24
介護保険法 22
介護老人保健施設 33
外陰 134

外耳　129
外傷　124
外転神経　104
角膜　128
確認入力　67
学習障害　163
家族歴　73
肩関節　122
滑車神経　104
肝臓　114
看護助手　14
患者個人の利益　177
患者診療上の価値　56
感覚機能　107
感染経路　199
感染症　135
　　——病床　34
　　——法　42
感染制御チーム　201
感染性疾患　111
感染リスク　196
管理区域　184
関節可動域　163
韓国情報基盤イニシアティブ　51
簡易知能検査　163
眼圧　128
眼球　127
眼瞼　127
　　——結膜　127
眼底　128
　　——検査　158
顔貌　100
顔面神経　105

き

キーボード入力　76
利き手交換　163
既往歴　73
既存損傷部位曝露　196
記憶障害　109
記載事項　91
起立　105
基礎データ　73
機能回復訓練　163
機能性疾患　111

機能的自立度評価法　163
技術的セキュリティ　182
技能認定振興協会　6
義肢　163
疑義照会　140
球結膜　127
球麻痺　164
　　——, 仮性　163
嗅神経　104
共済組合　16
協会けんぽ　16
協調運動　106
胸背部　119
胸部　119
強制保険　21
行事食　166
凝固検査　147
筋萎縮　106
筋緊張　106
筋疾患　111
筋電図　157, 164
筋力　106

く

クリティカルパス　59
クリニカルインディケータ　5
クレアチニン　152
クレアチンホスホキナーゼ　152
クロール　153
クンケル混濁試験　151
グランドデザイン　46
グリチロン®　141
グリミクロン®　141
グループホーム　26
苦情処理　176
空腹時血糖　154
組合健保　16

け

ケトン体　156
化粧品　36
経過記録　74
経粘膜的曝露　196

経皮的曝露　196
痙性麻痺　164
頸髄損傷　164
頸動脈超音波　157
頸部　119
警告表示　190
劇薬　38
血圧　98
血液ガス　147
血液検査　154
血管撮影検査　144
血算　147
血色素　154
血小板　155
血清検査　147
血清鉄　153
結果の参照　149
結果の保存　149
結核　197
　　——病床　34
健康保険　16
　　——, 組合管掌　16
　　——, 国民　16
　　——, 政府管掌　16
検査・処置説明同意書　90
検査オーダ　148
検体検査　147
腱反射　107
言語障害　164
言語聴覚療法　162
言語療法　159
原本保存　69
現病歴　73

こ

コリンエステラーゼ　151
コルセット　164
コンピュータウイルス　183
コンフリクトマネジメント　192
呼吸　99
　　——器　102
　　——機能　157
股関節　123
個人情報　171
　　——データベース　172

──取扱事業者　172
　　　──保護法　171
個人データ　172
　　　──，保有　172
鼓膜　129
誤薬　140
口腔　129
口臭　129
口述速記　76
口唇　129
口頭指示受け　141
公衆衛生上の価値　57
甲状腺　114
好塩基球　155
好酸球　155
好中球　155
肛門　114
後期高齢者医療制度　16
高次脳機能　108
　　　──障害　164
高齢者の医療の確保に関する法律　43
構音障害　107, 164
国際疾病分類　79
国民健康保険　16
　　　──法　15
骨髄　116
骨密度　144
混合診療　19
混濁　156

【さ】

サクシゾン®　141
サクシン®　141
作業療法　159, 162
細菌検査　147
細胞診　148
裁判　194
　　　──外紛争解決　194
債務不履行　59
在宅酸素療法　164
三叉神経　105
酸素飽和度測定　99

【し】

ショートステイ　26
子宮　134
四肢麻痺　164
姿勢異常　105
指示書　90
指示箋　86
視覚　109
視神経　104
歯肉　129
嗜好調査　166
耳鼻咽喉　128
自助具　164
自賠責保険　21
自閉症　164
自由診療　19
自律神経　108
事後入力　87
事前入力　87
事務室　184
色調　156
舌　129
失語　108
失行　108
疾患関連群別予見定額払い方式　50
膝関節　123
社会的(公的)利益　177
手指　122
　　　──衛生　200
主訴　73
守秘義務　178
受講票　13
修正権限　88
十二指腸　113
処方せん　39, 83
初期計画　74
書類の種類　90
助産師　41
助産所　33
小腸　114
生涯教育　56
承認入力　76, 86
消化器　112
症状固定　164

硝子体　128
上肢　120, 121
情報の拡散　73
情報の変質　73
食道　113
職業感染　196
職業曝露　196
心臓　100
　　　──超音波　157
心電図　157
身体障害者福祉法　43
神経筋接合部疾患　111
振戦　106
深部感覚　107
診断書　90
　　　──作成義務　29
診療所　33
診療情報管理士　4
診療情報提供書　90
診療報酬　17
　　　──明細書　16
診療録　54
　　　──管理体制加算　4
　　　──等の記載方法について　45
　　　──等の電子媒体による保存について　45
　　　──の記載義務　32
　　　──の保存期間　32
新グランドデザイン　48
鍼灸治療　21
人的セキュリティ　180
腎　132

【す】

スタンダードプレコーション　199
水晶体　128
睡眠ポリグラフ検査　158
膵臓　114, 116
髄膜　105

【せ】

セロクエル®　141
セロクラール®　141

生化学　147
　　——検査　151
生理検査　148
政管健保　16
精神病床　34
製剤業務　137
製造販売後安全管理　37
咳エチケット　201
脊髄損傷　164
脊柱　120
脊椎疾患　124
赤血球数　154
舌咽神経　105
舌下神経　105
先天性心疾患　102
先有傾向　73
船員保険　16
潜血　156
潜伏期間　199
前立腺　132

そ

ソラナックス®　141
ソランタール®　141
創傷　126
　　——処理　17
装具　164
総コレステロール　152
総蛋白　151
総ビリルビン　151
足関節　123
足趾　123

た

タキソール®　141
タキソテール®　141
代謝性疾患　124
体位　100
体温　99
体型　99
体性感覚　109
退院時サマリー(要約)
　75, 96
大腸　114
第1号被保険者　23

第2号被保険者　23
脱髄疾患　110
単球　155
胆嚢　114
蛋白定性　156
短下肢装具　165
端座位　164

ち

チーム医療　1
チモール混濁試験　151
地域保健法　44
治験　41
　　——業務　138
知能　108
致死量　38
遅滞なく　72
腟　134
中耳　129
中枢神経　104
中性脂肪　152
注射薬調剤業務　137
長下肢装具　165
長寿医療制度　16
超音波検査　143
調剤業務　137
　　——, 注射薬　137
聴覚　109
聴神経　105
聴力　158
直接ビリルビン　151

つ

爪　127

て

テンプレート入力　78
データ移行　69
デイケア　26
デイサービス　26
手　122
　　——洗いの方法　200
　　——関節　122
出来高払い方式　63

添附文書　39
電子カルテ　45, 65
　　——の定義　65
　　——ベンダー稼働状況　53
電子カルテ利用　67, 68
　　——の3条件　67
　　——の見読性　68
　　——の真正性　67
　　——の保存性　68

と

トランスアミナーゼ　151
トランスクリプション　76
トリアージ　197
ドクターフィー　64
徒手筋力テスト　163
都立広尾病院事件　31
東京慈恵医大附属青戸病院事件　191
透視検査　144
統括責任者　12
糖定性　156
動眼神経　104
動作　106
瞳孔　128
特定疾患　23
毒薬　38

な

ナトリウム　152
成りすまし　67
内視鏡検査　143
内耳　129

に

日本医師会認定医療秘書　6
日本医療教育財団　6
日本医療事務協会　6
日本医療保険事務協会　6
日本薬局方　38
日常生活動作　163
入院証明書　93
入院診療計画書　34
入力業務の分担　86

入力権限　87
乳酸脱水素酵素　151
乳腺　115
尿管　132
尿検査　155
尿酸　152
尿素窒素　152
尿沈渣　156
尿定性　155
尿道　132
尿白血球　156
尿比重　155
妊娠　135
認知症疾患　110
認知障害　165
認知フレーム　192
認定証　13

の

ノーマライゼーション　165
脳血管障害　109
脳神経　104
脳性麻痺　165
脳卒中　165
脳波　157, 165

は

ハインリッヒの法則　188
バーセル指数　165
バイタルサイン　98
パターナリズム　2
長谷川式簡易知能評価スケール　163
歯　130
廃用症候群　165
白血球数　154
発生源入力　86
発達指数　165
発達障害　165
鼻　128

ひ

ヒト免疫不全ウイルス　196
ヒヤリ・ハット　187

ビリルビン　156
　——, 総　151
　——, 直接　151
皮疹　125
　——（原発性）　125
　——（続発性）　125
皮膚　124
　——斑　125
泌尿器　130
秘密漏洩　179
秘密漏示　178
被保険者　15
　——, 第1号　23
　——, 第2号　23
肘関節　122
表在感覚　107
標準マスター　97
標準予防策　199
病院　33
　——管理上の価値　57
病的反射　107
病理検査　147

ふ

フィルムレス　70
ブルンストロームステージ　165
プライバシーポリシー　172
不随意運動　106, 165
不正アクセス　183
不法行為　59
服薬指導　142
福島県立大野病院事件　31
腹部外観　112
腹部全般　112
複合感覚　108
物理的セキュリティ　184
分娩　136

へ

ヘマトクリット　154
ヘモグロビン　154
ペーパーレス　69
ペンタブレット入力　77
平均赤血球血色素量　154

平均赤血球容積　154
片麻痺　163
変性疾患　110
扁桃　130

ほ

ホームヘルプサービス　26
ホスピタルフィー　64
ホルター心電図　157
ポープ　189
歩行異常　105
歩行器　165
歩行補助杖　165
保健医療福祉情報システム工業会　67
保健医療分野の情報化にむけてのグランドデザイン　45
保健師　41
　——助産師看護師法　41
保健所　44
保険外診療　19
保険者　15
保険診療　17
保有個人データ　172
補助金制度　46
包括支払い制　63
法律上の価値　57
報告書　86
膀胱　132
　——直腸障害　165

ま

マルコム・マッケクレン博士　55
麻痺　106
　——, 球　164
　——, 痙性　164
　——, 四肢　164
　——, 脳性　165
　——, 片　163
末梢血　116
末梢神経　104, 108
　——障害　110

み

脈波検査　158
脈拍　98

む

無機リン　153
無診察診療　30

め

メテナリン®　141
メディエーション　194
メディカルクラーク　6
眼　127
迷走神経　105
免疫グロブリンA　153
免疫グロブリンG　153
免疫グロブリンM　154
免加　165

も

モダリティー　144
モニター診断　71
モラル　180
網膜　128
問題指向型医療記録　73
問題リスト　74

や

薬剤管理指導　141
薬物血中濃度測定業務　137
薬歴管理　137

ゆ

輸血検査　147

よ

要介護　23
要支援　23
横浜市立大学事件　191

ら

卵管　134
卵巣　134

り

リスクマネジメント　187
　——マニュアル作成指針　189
リスボン宣言　57
リハビリテーション依頼箋　159
リハビリテーション記録　162
リハビリテーション総合実施計画書　160
リンパ球　155
リンパ節　127
理学療法　159,162
流行性ウイルス疾患　199
療養担当規則　18
療養病床　34
臨界経路法　60
臨床研修　28
臨床指標　5

れ

レセプト　16
レチクロ　155

ろ

ロイシンアミノペプチダーゼ　151
労災保険　19
労働者災害補償保険法　19

わ

ワクチン接種　197

欧文索引

γ-GTP　151

A

ADL(activities of daily living)　163
ADR(alternative dispute resolution)　194
ALB　151
Alexander Pope　189
ALP　151
ALT　151
AMY　152
angiography　144
AST　151

B

B型肝炎ウイルス　196
baso　155

BMD(bone mineral density)　144
BS　154

C

C型肝炎ウイルス　196
C反応性蛋白　153
Ca　153
card　54

CHE 151
CK 152
Cl 153
conflict 192
CR(computed radiography) 143
CRE 152
critical path 59
CRP 153
CT(computed tomography) 143

boxed{D}

D-B 151
data base 73
DI(drug information) 137
DICOM 規格 145
discharge summary 75
doctor fee 64
DPC(diagnosis procedure combination) 63
──対象医療機関 64
DR(digital radiography) 144
DRG/PPS(diagnosis related group/prospective payment system) 50

boxed{E}

EBM 56
Echo 143
EHR(electronic health record) 65
EMR(electronic medical record) 65
eosino 155
ES(endoscopic study) 143

boxed{F}

Fe 153
FIM(functional independence measure) 163

boxed{H}

HbA$_{1c}$ 154
HBV 196
HCV 196
HDL コレステロール 152
HDS(Hasegawa dementia rating scale) 163
health connect 49
HIS-RIS-PACS 関連 145
HIV 196
hospital fee 64
Ht 154

boxed{I}

ICD-9CM 79
ICD-10 79
ICT(infection control team) 201
IgA 153
IgG 153
IgM 154
infoway 49
initial plan 74
IP 153

boxed{J}

JAHIS 67
JPEG(joint photographic experts group) 146

boxed{K}

K 153
karte 54
KII(Korea information infrastructure initiative) 51

boxed{L}

LAP 151
LDH 151
LDL コレステロール 152
lympho 155

boxed{M}

Malcolm Thomas MacEachern 55
MCH 154
MCV 154
mediation 193
MEDIS-DC(the medical information system development center) 51
MMST(mini mental state test) 163
MMT(manual muscle test) 163
mono 155
MRI(magnetic resonance imaging) 143
──検査同意書 95

boxed{N}

Na 152
neutro 155
NH$_3$ 153
NST(nutrition support team) 168

boxed{O}

OT(occupational therapy) 159

boxed{P}

PACS(picture archiving and communication system) 144
paternalism 2
PEG(percutaneous endoscopic gastrostomy) 169
pH 155
PLT 155
POMR(problem oriented medical record) 73
problem list 73
progress note 74

PT（physical therapy） 159

Q

QOL（quality of life） 163

R

RBC　154
RIS（radiation information system）　144
ROM（range of motion）　163

S

SOAP　74
standard precautions　199
ST（speech-language-hearing therapy）　159

T

T-B　151
TC　152
TDM（therapeutic drug monitoring）　137
TG　152
to forgive divine　189
TP　151
transcription　76
TTT　151

U

UA　152
UN　152
US　143

V

VF（video-fluoroscopy）　163

W

WBC　154

Z

ZTT　151

基礎から学ぶ
医師事務作業補助者研修テキスト 改訂第5版
ISBN978-4-8159-1917-7 C3047

平成 21 年 4 月 10 日	第 1 版発行
平成 22 年 5 月 15 日	第 2 版発行
平成 24 年 5 月 15 日	第 3 版発行
平成 26 年 4 月 10 日	第 4 版発行
平成 28 年 8 月 20 日	第 5 版発行

著 者 ── 中 村 雅 彦
発行者 ── 松 浦 三 男
印刷所 ── 三 報 社 印 刷 株式会社
発行所 ── 株式会社 永 井 書 店
〒553-0003 大阪市福島区福島8丁目21番15号
電話(06) 6452-1881 (代表) /Fax (06) 6452-1882

Printed in Japan © NAKAMURA Masahiko, 2016

・本書の複製権・翻訳権・上映権・譲渡権・公衆送信権（送信可能化権を含む）は株式会社永井書店が保有します．
・JCOPY ＜(社)出版者著作権管理機構 委託出版物＞
本書の無断複写は著作権法上での例外を除き禁じられています．複写される場合には、その都度事前に(社)出版者著作権管理機構(電話 03-3513-6969, FAX 03-3513-6979, e-mail：info@jcopy.or.jp)の許諾を得て下さい．